新版 やさしい

# HACCP入門

新宮 和裕 著

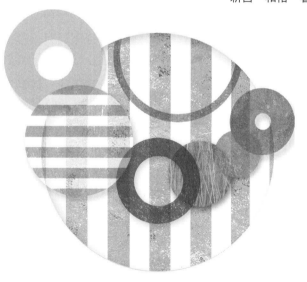

## はじめに

　乳業メーカーの食中毒事件に端を発した"食の安全"に関わる問題は，その後も牛肉のBSE問題，食品中の残留農薬や抗生物質の残存の問題，さらには鳥インフルエンザの問題へと限りなく続いてきましたが，食品産業を取り巻く社会環境の大きな変化に伴い"食の安全"に関わる取組みにも変化がみられるようになりました．

　一つには"食のグローバル化"が進み，"食の安全"に関わる課題について国内だけでは対応できず，世界各国との関係を考慮した広範囲でかつ複雑な対応を求められるようになりました．

　そのため，"食の安全確保"を目的としたマネジメントシステムもISO 22000やFSSC 22000などのように国際的な規格である食品安全マネジメントシステムに基づいた管理システムの構築へと移行しつつあります．また，その動きと並行して各国におけるHACCPの義務化も加速されており，わが国においても世界の動きに後れをとらないよう食のグローバル化に対応する施策の実現に向けて行政も動き始め，食品産業界は大きな変革の時期を迎えています．

　また，従来は"食の安全"に関わる問題が，食中毒事故などの食品衛生に起因する食品事故が主体でしたが，2007年以降"悪意の行為"による食品事件が多発したことにより，これからの"食の安全"の確保には，HACCPなどを用いた衛生管理の強化と並行して，フードディフェンスの取組みも重要な課題となっています．

　一方，食品関連事業者はこのような社会環境の変化に対応するため，"食の安全"を確保するための取組みの強化を求められていますが，わが国におけるHACCPの導入率は，2014年現在で見ると大企業では87％と一定の水準にあるものの，食品業界全体ではわずか25％と低い水準のままです．このような状況を改善するため，厚生労働省では食品関連事業者におけるHACCPの義

務化，農林水産省では日本型の新たな食品安全マネジメントシステムによる民間認証の制度化を進めています．

　本書は，2004年に初版を発行して以来，おかげさまで2016年に16刷となりました．この間，増刷の都度一部改訂をしてまいりましたが，前述したように最近の社会環境の変化は大きく，その変化に対応するための大幅な改訂が必要となりました．この度，発行者の（一財）日本規格協会のご厚意により，新版として大幅リニューアルすることになりました．

　また，本書はこれからHACCPを学ぶ初心者のための入門編となっているので，できるだけ難解な言葉を避けわかりやすい説明に努めました．

　そのため，"これだけは知っておいてください"という基礎的な話を主体としたので，より実践的なことを学びたい方は，HACCPを導入し機能させるために実施すべきポイントを事例で説明した実務書の『HACCP実践のポイント』についても改訂予定であり，さらに内容のブラッシュアップを図りますので，こちらをお読みいただければ幸甚です．

　初版でも申し上げましたが，食品関連事業者が一番大切にしなければならないことは，"消費者の信頼"の基に"安全でおいしい商品"を提供することです．"消費者の信頼"を得るために最も優先されることは，"安全な食品を提供する"ことに最大限の努力をし，その成果を一つ一つ積み上げていくことです．本書がこのような"食の安全"を確保するための活動の一助となれればと願っております．

　2017年5月

新宮　和裕

# 目　　次

はじめに
HACCP を学ぶ上で知っておく必要がある用語の解説 ……………… 7

## 第 1 章　HACCP を学ぶ前に

1.1　お客様が食品に求めるもの ……………………………… 11
1.2　HACCP への誤解 …………………………………………… 12
1.3　従来の品質管理と HACCP は，何が違うのか？ ……… 15

## 第 2 章　これだけは知っておこう，HACCP の基礎

2.1　HACCP とは？ ……………………………………………… 17
2.2　"7 つの原則" が HACCP の基本ルール ………………… 18

## 第 3 章　HACCP を実践する上でのポイント

3.1　ハザード分析のポイントは？ …………………………… 23
3.2　重要管理点（CCP）の決定に迷ってしまうのだが？ … 32
3.3　管理基準（CL）の設定は，どうすればよいか？ ……… 38
3.4　モニタリング実施と記録のポイントは？ ……………… 45
3.5　修正処置の設定は，どうすればよいか？ ……………… 50
3.6　検証はどうすればよいか？ ……………………………… 52
3.7　記録とその保管管理の方法は？ ………………………… 54
3.8　HACCP プラン（CCP 整理表）の作成方法は？ ……… 55
3.9　HACCP 総括表の作成方法は？ ………………………… 58

## 第4章　HACCPシステムによる管理の事例　63

- 4.1　原材料の管理 ………………………………………… 64
- 4.2　原材料処理工程の管理 ………………………………… 71
- 4.3　加工工程の管理 ………………………………………… 75
- 4.4　包装工程の管理 ………………………………………… 80
- 4.5　製品の保管と出荷 ……………………………………… 82

## 第5章　HACCPシステムの導入と運用

- 5.1　HACCPチームの編成と役割は？ …………………… 85
- 5.2　HACCPシステムをスムーズに導入する手順とは？ … 88
- 5.3　HACCPプランの検証（再確認）と見直し改善 ……… 93

## 第6章　HACCPシステムが機能するために

- 6.1　前提条件プログラム（PRP）の重要性 ……………… 99
- 6.2　施設・設備の整備はどのようにすればよいか？ …… 101
- 6.3　製造現場で活用される作業手順書の作成 …………… 112
- 6.4　モノづくりは人づくり ………………………………… 116
- 6.5　食品安全の基本である5S活動の取組み …………… 122
- 6.6　HACCPとISO 22000などとの関係 ………………… 125
- 6.7　食の安全に関わる認証制度と行政の動向 …………… 128

## 第7章　HACCPに関連する食の安全確保の取組み

- 7.1　食品のトレーサビリティシステムと商品回収 ……… 135
- 7.2　フードディフェンス ………………………………… 139

　　索　引 ……………………………………………………… 143

## HACCP を学ぶ上で知っておく必要がある用語の解説

　これから HACCP（Hazard Analysis and Critical Control Point）について学ぶわけですが，解説の中で HACCP に関する専門用語が出てきます．専門用語はいろいろありますが，本書の内容を理解していただくために，これだけは事前に知っておいていただきたい用語について簡単に説明します．

**ハザード（危害の要因：Hazard）**
　食品の安全性（健康危害）に関わる要因のことで，生物学的，化学的，物理的要因に分類される．

**ハザード分析（危害要因の分析：Hazard Analysis）**
　食品の原材料，製造工程及び流通に由来する生物学的，化学的，物理的な危害の要因について，危害発生の可能性の大きさ（頻度），発生した場合の問題の大きさ（重篤度）を調査し，特定した上で，その危害の要因の防止（制御）方法を明確にすること．

**重要管理点（Critical Control Point：CCP）**
　原材料や製造工程に由来する安全性に関わる特に重要な生物学的，化学的，物理的危害の要因について，この管理ポイントをしっかり管理することにより，危害発生の防止もしくは許される範囲内で制御が可能となる管理事項．

**HACCP プラン（CCP 整理表）（Hazard Analysis Critical Control Point Plan）**
　食品の原材料，製造工程及び流通において，安全性に関わる危害の要因を特定し，その危害を防止するために要する CCP（重要管理点）と OPRP の管理方法について"HACCP の原則"に従い，実施計画書として策定したもの．

**オペレーション PRP（Operation PRP）**
　PRP の一部であるが，ハザードを除去もしくは低減するために重要である

ため重要管理点（CCP）に準じた管理を要する管理事項である．OPRPでは管理基準（CL）の設定が求められていないが，通常は設定することが多い．

**管理基準（許容限界）**（Critical Limit：CL）
危害を防止もしくは許される範囲内に制御するための管理の基準．この基準を逸脱すると健康危害が生じる可能性があるため，修正処置が必要とされる．

**製造基準**（Operation Limit：OL）
健康危害の防止と品質の維持の両方を目的として設定される基準で，管理基準の逸脱により修正装置が必要とされる状態になる前段階において調整（正常な管理状態に戻す）を行い，管理基準の逸脱による不適合品の発生を防止する．HACCPは，健康危害の発生を防止するのが目的であるため，製造基準を設定する考え方はない．

**モニタリング**（Monitoring）
CCPである管理基準が，正常な状態で管理されているかを観察，測定して確認すること．連続的もしくは適切な頻度で実施されなければならないこと．

**修正処置**（Corrective Action）
モニタリングの結果，管理基準（CL）を逸脱した状態が確認されたとき，それを修正し，正常な状態に戻すこと．また，逸脱した製品（不適合品）などについて区分管理や廃棄処分などの適切な処置を行うことが求められる．

**検証**（Verification）
HACCPプランが，製造過程で適切に実施され，機能しているかについて確認すること．

**製造工程管理基準書**（HACCP総括表）
製造過程の工程で発生する危害とその要因，その防止策，管理のレベル（CCPもしくはOPRP），管理基準，モニタリングの方法，修正処置，検証の方法，記録について，整理して総括表にしたもの．

**前提条件プログラム（一般的衛生管理）**（Prerequisite Programs：PRP）
　HACCPシステムを導入する際にあらかじめ整備，実施されていなければならない管理事項であり，一般的には施設・設備の管理，従業員の衛生管理，従業員の教育，防虫・防鼠（そ）、使用水の管理，排水や廃棄物の管理，製品の回収などがある．一般的衛生管理事項と呼ぶ場合もあるが，管理すべき事項は同様の内容である．

**適正製造基準**（Good Manufacturing Practice：GMP）
　衛生的な食品を製造するために必要な，生産工場の設備や製造方法（作業手順）などについて定めたもの．

**衛生管理作業標準**（Sanitation Standard Operating Procedure：SSOP）
　GMPに定められている事項をさらに具体的な作業標準（手順）として，その詳細を定めたもの（厚生労働省では，衛生標準作業手順と訳しているが，同じ意味）．

**総合衛生管理製造過程**
　食品の衛生上の健康危害を防止するために，製造過程において総合的な衛生管理を行う取組みのことで，いわゆるPRPを含むHACCPシステムのこと．1995（平成7）年5月食品衛生法が改正されて定められた後，2003（平成15）年に一部改正された．今後，厚生労働省ではHACCPの義務化に伴い，廃止の方向にある．

# 第1章　HACCPを学ぶ前に

## 1.1　お客様が食品に求めるもの

お客様が食品に求めるものは，その対象が"生鮮食品であるか"もしくは"加工食品であるか"によって若干異なりますが，いずれも基本は同じです．

① **安全・安心**……食品は，私たちの健康に直接関係するものですから，食中毒や異物混入によるケガなどがない"安全なもの"でなければなりません．また，常に安全な食品を提供してきた実績により企業への"安心＝信頼"を得ることが第一であり，このことは絶対条件です．

② **おいしい**……"生命を維持するために食べる"ということは当然ですが，人間はただ食べることができるということだけでは，満足しません．食品は"食べておいしい"ことが，必須です．言い換えれば，"おいしいものを食べられることは，幸せなこと"なのです．

③ **適切な価格**……いくら安全でおいしい食品であっても，一般の人が手の届かないような高価なものでは，困ります．顧客は，"安全"で"おいしく"かつ"品質に見合った適切な価格"を求めているのです．

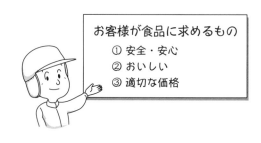

私たち，食品のフードチェーンに携わっているものは，常に顧客の視点に立ち，この三つのことを肝に銘じておくことが必要です．

## 1.2 HACCPへの誤解

HACCPは，1993年にCodex（世界的な食品の規格・基準について，各国が協議してルール化する機関）で規格が決定され，食品の安全性確保のためのグローバルスタンダードとして，北米や欧州を中心として世界各国に普及してきました．さらに近年においてはISO 22000やFSSC 22000などの食品安全マネジメントシステムの骨格となるものとして国際的に義務化が進んでいます．わが国におけるHACCPの国内導入率は，大企業では2014年：87％と一定の導入率になっていますが，食品産業全体で見ると2000年：10％，2014年：25％という状況で，残念ながら食品産業全体での導入率はまだまだ低い状況にあります．

このような状況の背景にある大きな要因として，HACCPに対する誤解があることです．

その中でも，次の三つのことは大変危惧するところですので，それらの誤解を抱かないでいただくために，HACCPを学ぶ方にお話しておきたいと思います．

（1）HACCPは難しいものだ

HACCPについて学ぼうと思い"HACCPに関わる書物を読んでも，難しいことばかり書いてあり，何のことかさっぱりわからない""セミナーに行っても教科書的な話ばかりで，具体的に何をどうすればよいのか教えてもらえない"などといったことから"HACCPは難しいものだ"という先入感が生じてしまいがちです．事実，筆者自身も当初は，そのような感を持ったものです．

しかしながら，よく考えてみると"HACCPは決して難しいものではない"のです．このことをわかりやすく説明するために，山登りにたとえてお話しましょう．

## 1.2 HACCPへの誤解

　皆さんは，まず，どの山に登るか目標とする山を自分の体力や予算を前提に決めますね．目的地が決まったら，どのルートで登るかを検討し，この辺には岩場があるとか，ここは迷いやすい所とか，これから登る登山ルートについて調べ，どこが危ない場所かを事前に調べます．

　このことは，HACCPの"ハザード分析（HA）"に当たります．ハザード分析とは"食品を製造し，流通する過程で，何が危害の要因になるのかを事前に調べて明確にする"ことです．

　どこが危ない場所かがわかったら，その危ない場所を通るためには，"どのようなことに注意する必要があるか"また"どのような装備が必要か"を検討しますね．このことは，HACCPの"重要管理点による管理（CCP）"に当たります．重要管理点による管理とは，"食品の製造，流通において，ミスを犯すと健康危害を起こしてしまう管理事項（管理上の目の付け所）を明確にし，その管理事項を重点的に管理すること"です．

　さあ，いよいよ登り始めます．"体調はどうか，今登っている道は正しいか"を確認しながら登り，もし登っている道がルートから外れていたら，元の道に戻るように判断し，行動を変更しますね．このことは，HACCPの"モニタリングと工程の修正もしくは調整"に当たります．

　また，登っている途中で大雨になったら大変です．その場合は，どこへ避難するか避難ルートを前もって決めておきます．このことは，HACCPの"修正処置の設定"になります．

　これらのことを整理してみると，"HACCPとは食品を製造，流通する上で，安全性の確保のために何をすべきかを明確にして，それをきちんと実施すること"と言えるでしょう．また，"重要と決めたことを，決められたルールどおりに行う"ことがHACCPの原点ですから，難しいことを求めているわけではないのです．

　日本人が英会話を苦手とするのは，学校での英語教育が難しい文法（理論）から入っていく授業のためだそうですが，HACCPも理論に捉われ過ぎて，このようにならないよう気を付ける必要があります．

### (2) HACCP にはお金がかかる？

　本来，HACCP は食品の安全性を確保するための手法（ツール）ですから，ソフトと言えます．しかしながら，このシステムを機能させるためには，最低限の必要な施設，設備が前提条件プログラムとして整備されなければなりません．問題は，主であるマネジメントシステムの円滑な運用より，従のハード面（施設，設備）の整備にポイントが置かれ，このハード面に多額の資金を費やしているケースが多いことです．

　このことは，HACCP を導入するときに HACCP の基本的な考え方についての理解が不十分であるためハード（設備）先行型になってしまうケースが多いと考えられます．HACCP の基本的な考え方について十分な理解がされていれば，知恵を絞り，過度な設備投資が避けられるはずなのです．また，一部の食品企業で得意先などの外部に対するアピールとして，HACCP 導入に多額の投資をしたことを商品を拡販するための宣伝に利用したケースがあり，そのことが誤解を生じる一因にもなったようです．

　前述したように HACCP そのものはソフトですから，導入に多額の経費を必要とはしません．HACCP を十分理解し，知恵を絞り，無駄なお金をかけずに円滑な運用に努めることが重要なのです．

### (3) HACCP で消費者の苦情が減る？

　中小企業の経営者から"消費者の苦情に頭を悩ましているのだが，苦情対策として HACCP を導入したい"との相談を受けることがあります．

　HACCP は，前述のように"食品の安全性を確保するためのツール"であり，健康危害の対象と異なる毛髪やビニール片などの異物混入クレームを防止するものではありません．HACCP の導入により製造や流通の管理レベルが向上し，結果として消費者苦情の減少につながりますが，HACCP の対象とする基本事項を正しく理解する必要があります．

　そこで，製造現場での管理は，図 1.1 に示すように総合的な品質管理が必要となります．"製造工程での重要なポイントを明確にし，そこを重点的に管理する"という考え方は，消費者苦情の対策やおいしさの管理にも共通するとこ

ろです．安全性の確保，クレームの対策，おいしさの確保といった生産現場で管理すべき事項は，それぞれの事項が個別に管理されるのではなく，その特性を考慮した上で，総合的（一元的）に管理されることが現実的であり，かつ効果的だと言えます．

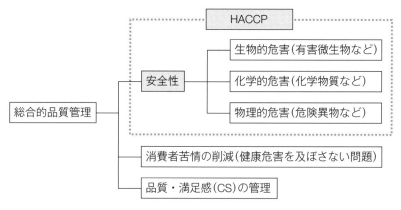

図1.1　総合的品質管理の体系

## 1.3　従来の品質管理とHACCPは，何が違うのか？

　HACCPを理解するには，まず従来行われてきた品質管理の手法とHACCPとは何が違うのかを理解する必要があります．

　従来の品質管理は，製造された食品が安全でかつ品質基準に適合しているモノかを判断するために，できあがった製品を抜取検査し，その結果で判定を行います．この方法の問題点は，食品は機械や電気製品とは異なり，原材料が天然物であること（ロット間の品質のバラツキが大きいこと）から，統計的に抜取サンプル数を決定したとしてもその結果の信頼性には限界があることです．

　例えば，コロッケを1日10万個生産するとします．そのうちの数個をサンプリングし，検査して合格となったとき，統計的にはある程度の信頼性を持った上で安全と言えるでしょうが，生産したすべての製品が安全と言い切ることは難しいと言えるでしょう．金属検出機による全数検査という例もあります

が，工程や製品のチェックの大半は抜取方式によるもので，問題発生時には抜取サンプルと母集団（製品ロット全体）との関連が常に課題となります．

また，最終製品の検査結果を待って出荷するということをルールとすると，弁当，そう菜などリアルタイムでの製造，出荷が求められるものについては，生産活動そのものができなくなります．

一方，HACCPでは，できあがった製品の合否で母集団の管理状況を把握するのではなく，原材料や製造工程での危害の要因を明確にし，これを重点的に管理する手法により，製造工程で安全性を作り込む（確保する）という考え方です．言い換えれば，"HACCPプランが適切に設定され，かつ運用されていれば，その製造ラインで作られる製品は安全な製品であるといえる"というプロセスを評価する考え方が基本になるわけです．このことにより，従来の品質管理手法では限界があった製品ロット全体の品質（安全性）を担保することが可能となりました．

なお，HACCPにおいても最終製品の検査は行いますが，これはHACCPプランが機能していることを確認するための検証であり，従来の品質管理における製品検査とは目的が異なります．

# 第2章　これだけは知っておこう，HACCPの基礎

"HACCPは難しいもの"との誤解が生じているのは，HACCPの理論が先立つからと前述しましたが，そうは言うものの最小限の基礎知識がなければ，HACCPの実践は困難です．そこで，この第2章では，HACCPに関する基本中の基本を基礎知識として説明します．

## 2.1　HACCPとは？

1.2節(1)のおさらいになりますが，"HACCPとは何か"についてもう少し説明をします．HACCPによる衛生管理手法の基本的考え方は，アメリカで生まれました．よく言われる"HACCPは宇宙食から生まれた"ということで，当初NASAがシステム開発したものを原型とし，アメリカのFDA（米国食品医薬品局）が低酸性缶詰のGMP（適正製造基準）として取り入れました．その後，カナダ，ヨーロッパなどに広がり，前述のように1993年，国際的な食品の規格・基準を決定する機関であるCodexによってガイドラインが作成され，食品の安全性確保のためのグローバルスタンダードとして確立されました．

HACCPは，Hazard Analysis and Critical Control Pointの略称ですが，一言で言うと，"何が危害の要因となるか"を明確にし，その"重要な管理項目"を重点的に管理する手法です．

図2.1に示すように，Hazard Analysis（HA）とは"危害要因の分析"と訳され，原材料，製造工程及び流通などにおいて"何が健康に危害を及ぼす原因になるのか"を明確にすることです．また，Critical Control Point（CCP）とは，"重要管理点"と訳されますが，安全な食品を提供するために"それぞ

れの製造過程において，万一ミスを犯してしまうと健康危害を及ぼす可能性のある製品ができてしまう管理事項を，重点的かつシステムとして管理する"ための手法です．

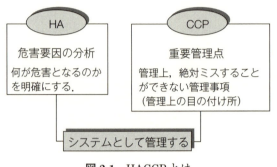

図 2.1　HACCP とは

## 2.2　"7 つの原則" が HACCP の基本ルール

HACCP を実施する上においての基本ルールとして"7 つの原則"があります．

"7 つの原則"とは，HACCP を実施する上で必須となる要件を示したもので，HACCP を機能させるためには，この要件のすべてが適切に行われる必要があります．

この"7 つの原則"については，しっかり理解していただく必要があるので，原則ごとにそのポイントを説明します．また，特に重要な原則については，第 3 章でさらに事例を交えて詳しく解説します．

### 原則 1　ハザード分析（HA）危害の要因分析

> ハザード分析（HA）は，重要管理点（CCP）の決定をより正確に行うために大変重要です．言い換えれば，ハザード分析がいい加減であると，CCP を正確に設定することができないということです．ハザード分析では，原材料や製造工程で想定される安

全性に関わるハザードについてピックアップし，そのハザードの管理上での重要性，さらにその防止の方法を明確にし，これらを整理したハザードのリストを作成します．ハザードは生物学的危害（有害微生物など），化学的危害（農薬，抗菌剤など），物理的危害（危険異物の混入など）の三つの危害に分類されます．

↓

原則2　重要管理点（CCP）の設定

　ハザード分析により，発生の可能性が高く，もし発生してしまったら重篤なことになると考えられる危害の要因が明らかになったら，その管理事項を食品の安全性を確保する上で特に重要な事項として特定します．言い換えれば，管理上重要な目の付け所を決定することです．このことが重要管理点（CCP）の設定ということになりますが，HACCPではこの重要管理点を製造過程のどこに設定するかを，正確に判断することが最も重要です．

↓

原則3　管理基準（CL）許容限界の設定

　重要管理点（CCP）の設定ができたら，それを管理するための基準が不可欠です．管理基準（CL）は設定されたCCPについて，製造過程での管理において危害を防止又は制御できる基準をできるだけ数値化して設定します．

　基準の設定は，科学的もしくは客観的な根拠に基づいて設定される必要があります．また，設定した管理基準が製造工程の管理において適切な基準であるかについて，妥当性の確認を行うことが必要です．

↓

原則4　モニタリング方法の設定

　設定されたCCPが正常な状態で管理されていることを確認するため，その管理事項について適切な方法と頻度でチェックする

必要があります．

　このチェックをモニタリングと言いますが，モニタリングにより製造過程で発生している問題を見つけ出すことになりますから，正しい方法で適切に実施されなければなりません．

⬇

## 原則 5　修正処置の設定

　モニタリングの結果，製造過程の中で問題が発生していることがわかりました．そのままでは，不適合品がたくさんできてしまうので，至急手を打たなければなりません．

　原則 5 の修正処置の設定とは，製造過程において管理基準を逸脱した状態から正常な状態へ戻すための手順や，逸脱時に製造された製品の処置を事前に決めておき，問題発生時に迅速に対応できるようにしておくことです．

⬇

## 原則 6　検証方法の設定

　HACCP プランが適切に作成されたとしても，製造現場でそれが守られなければ，意味がありません．そこで，製造過程での管理が，HACCP プランどおりに実施され，適切に機能しているかを確認することが必要です．また，HACCP プランで設定されている管理基準などに問題がないか確認することも必要です．そこで，これらの確認（検証）をどのような方法で行うか決めておきます．

　万一，HACCP プランに問題があった場合は，HACCP プランの見直しを実施し，適切な内容に是正することになります．

⬇

## 原則 7　記録の維持管理

　モニタリングや修正処置の記録は，HACCP システムが適切に運用されていること，さらには製造過程で問題が発生しても，適

切な処置が取られたことの証明になります．

　また，トラブルが発生し出荷停止や回収を行う必要が生じたときに，該当するロットの特定及びその原因調査がこの記録により可能となります．記録された文書類の保管は，保管責任者，保管期間，保管場所を明確にしておく必要があります．

# 第3章　HACCPを実践する上でのポイント

## 3.1　ハザード分析のポイントは？

　ハザード分析（HA：危害要因の分析）が，重要管理点を決定する前段階として大変重要であることは前述しましたが，このハザード分析が適切になされないまま重要管理点（CCP）を設定すると，食品の安全上重要な管理点を見落とすことになり，ひいては重大な食品事故の発生を防止することができない場合もあります．

　以前，大手乳業メーカーにおいて発生した食中毒事故は，工場稼働時に停電になり，その間に滞留していた牛乳中でブドウ状球菌が増殖し，毒素を産生して食中毒の原因となりました．このとき，滞留した牛乳ではどの程度の温度と時間で有害微生物が増殖し，毒素を産生するかということについてハザード分析がしっかりなされていれば，製造過程での適切な処置が実施され，事故を未然に防止できたはずです．1万人を超す患者が出てしまったことは，事故発生時の危機管理ができていなかったことにもよりますが，リスクマネジメントにおけるリスクの予測，判断が正確に行われていれば，防げた事故でした．

　また，最近でも適切なハザード分析に基づく危害防止が行われなかったこと

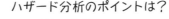

ハザード分析のポイントは？
① 事前に必要な情報を収集しておく
② 現状把握をしっかりやる
③ 対象は，原材料から製品出荷までのすべての過程
④ 危害の発生要因と管理上の重要性を明確にする
⑤ 危害となるかは，PPの管理状況で異なる

による刻み海苔に付着したノロウイルスを原因菌とする大量食中毒事故などが多発し，"食の安全"を脅かしています．

　HACCPが対象とする食品の健康危害は，一般的に次の3種類に分類されています．

> ① **生物学的な危害**……有害微生物の増殖などによって起こる食中毒の原因になる危害．
> ② **化学的な危害**……原材料に由来する農薬や抗生物質及び工場内で使用する洗剤，殺菌剤の混入といった化学物質やアレルギー物質の混入による危害．
> ③ **物理的な危害**……金属，石，ガラスのような，混入しているとケガをするような危険異物による危害．

　ハザード分析とは，前述したように原材料，製造工程及び流通の各段階で想定される食品の安全性に関わる危害となる要因についてピックアップし，そのハザードの管理上での重要性，さらにその防御の方法などを明確にすることですが，これらをハザードリストとして作成し，整理することになります．

　ハザードリストを作成するに当たっては，ハザード分析に必要な情報を関係部署から事前に収集しておく必要があります．よくあるケースに，ハザードのリストアップを行うとき，机上でモノを考え，商品開発時の問題点や原材料の状況などを見落としてしまうことがあります．ハザード分析には，過去の事故事例，製造現場での現状調査によるデータ，いろいろな製造条件を想定した試験結果，さらには食品衛生に関わる文献など幅広い調査が必要です．

　また，リストアップされたハザード（危害の要因）について，"けっこう多い"とか"ときどきある"などと定性的に把握するのではなく，原材料に関する危害分析の考え方の例として表3.1に示すように，"何が混入しているか""どの程度のリスクの大きさか"などについて数値化して定量的に把握することが重要です．

3.1 ハザード分析のポイントは？ 25

**表 3.1** ハザード分析に必要とする主な情報の例

| 対象とする類似商品での問題発生の状況 |
|---|
| ① 食中毒などの健康危害を及ぼす事故の発生状況 |
| ② 消費者苦情の発生状況 |
| ③ 商品回収事故の発生状況 |
| **原材料に関する事項** |
| ① 原材料の原産地と特性（加工方法，保管・流通条件など） |
| ② 原材料に起因する健康危害を及ぼすリスクなど（危害異物，使用薬剤など） |
| ③ 原材料の受入れ検査の方法 |
| ④ 原材料の加工処理法と品質規格 |
| ⑤ 加工原材料の配合と品質規格（pH，糖度，塩分濃度，酸価など） |
| ⑥ 加工原材料の原料と製造方法 |
| ⑦ 包装材料の材質と特性（フィルム構成など） |
| ⑧ 加工原材料における食品添加物などの使用状況 |
| **製造・加工工程に関する事項** |
| ① 製造工程のフロー（製造方法と所要時間など） |
| ② 製造工程における製造条件（加熱温度，時間など） |
| ③ 工程仕掛品の管理（保管温度条件，期間など） |
| ④ 製造機器の管理状況（メンテナンス状況） |
| ⑤ 管理機器の管理状況（金属検出機，温度計，秤量計の校正など） |
| ⑥ 施設の管理状況（汚染区域と清潔区域の区分管理など） |
| ⑦ 製造機器の衛生管理の状況（機器の洗浄殺菌の方法など） |
| ⑧ 不適合品の処置と廃棄処分の方法 |
| ⑨ 従業員や使用機器などからの交差汚染の可能性 |
| **製品の管理に関する事項** |
| ① 製品の喫食（調理）方法と対象となる喫食者 |
| ② 製品の特性（pH，塩分濃度，糖度，酸価など） |
| ③ 製品の流通・保管温度の条件 |
| ④ 製品の規格（法令，自主基準等に定められた規格など） |
| ⑤ 製品検査の実施方法（検査の方法，項目など） |

では，ハザード分析の手順についてハンバーグの例を用いて具体的に説明します．

### Step 1  事前の準備（原材料のリストと製造工程フロー図の作成）

原材料及び製造工程に由来するハザードをリストアップするためには，該当する商品がどのような原材料を使用し，どのような加工工程で製造されるのかを把握しておく必要があります．そこで，事前に使用する原材料のリストや製造工程フロー図を作成しておきます．

また，作業場内におけるモノの動き，人の動きなどを正確に把握するため，

製造ラインの施設内見取り図を作成し，作業場の汚染区，清潔区の区分と併せてその動線を把握します．

**(1) 原材料リストの作成**

原材料リストには，製造過程で使用される原材料（主・副原料，食品添加物，包装資材など）のすべてについてリストアップします．リストアップされた原材料は，さらに原材料の種類や特性（冷凍品，チルド品など）によりグルーピングして整理の上，リストに記載します．リストアップするときのポイントは，次のとおりですが，ハザードの特定を正確に行うことに留意します．

① "原材料の運搬，保管の温度帯は，冷凍もしくはチルドであるか"

　ハンバーグでは，主原料として使用する畜肉や野菜を有害微生物の増殖防止や鮮度保持のため，冷凍もしくはチルドで運搬保管します．

② "使用する原材料は，既に殺菌工程を経たものか"

　つなぎに冷凍鶏卵を使用することが一般的ですが，この鶏卵は殺菌卵もしくは未殺菌卵のどちらであるかを調べておきます．

③ "野菜は未処理もしくは前処理されているか"

　玉ねぎなどは，皮付きで入荷する場合と既に剥皮・洗浄されて入荷するかによって危害が異なってきます．

④ "化学的危害の可能性がある食品添加物を使用しているか"

　食品添加物の中には，殺菌料，保存料のように食品衛生法で使用基準があり，使用量を間違うと危害を及ぼす恐れのあるモノがあります．

表 3.2　原材料リスト（事例）

| 冷凍畜肉類 | 冷凍副原材料 | 冷凍鶏卵 | 野　菜 | |
|---|---|---|---|---|
| 冷凍牛肉<br>冷凍豚肉<br>冷凍鶏肉 | 冷凍ブイヨン | 冷凍鶏卵（殺菌） | 剥皮玉ねぎ | |
| 常温副原材料 | 調味料 | 香辛料 | 食品添加物 | 包装資材 |
| パン粉（ドライ）<br>でん粉<br>粒状植物性たん白 | 砂糖<br>ビーフエキス<br>食塩 | ホワイトペッパー | カラメル（着色料） | 段ボール箱<br>フィルム<br>トレイ |

⑤ "包装資材（トレイ，フィルムなど）の材質は何か"

　　金属検出機で混入した金属異物を検出することが困難なアルミトレイやアルミ蒸着のフィルムなどを使用する場合があります．また，プラスチック系の包装資材については，調理加熱によって有害なモノマーを発生する可能性のあるモノがあります．

**（2）製造工程フロー図の作成**

製造工程フロー図とは，原材料の受入れから製品の出荷に至るまでの製造過程を，工程のステップごとにフローとして表したものです（図3.1）．

製造工程フロー図では，製造工程の各段階に一連の番号を付けます．この番号は，CCP整理表において該当する工程を特定する番号とリンクすることになります．

製造工程フロー図は，HACCPプランのベースとなるので，作成されたフロー図と実際に製造現場で行われている管理内容とに違いがないかを再確認します．

製造工程フロー図を作成するときのポイントは，次のとおりです．

① "原材料の保管及び処理方法を明確にする"

　　受入れされた原材料の畜肉類は冷凍保管，野菜類やパン粉などはチルド保管，調味料などは常温で保管されることを明確に区分します．さらに，畜肉類はチョッパーでひき肉にされ，玉ねぎはスライサーでみじん切りにされるなど，原材料がどのように処理されて次工程の混合に移行するかを明確にします．

② "製造工程で使用する製造機器を明確にする"

　　ハンバーグの製造工程では，原材料を処理したり，焼いたり，蒸したりする加工にいろいろな機器を使用します．それらの機器は生物的危害や物理的危害に関し，大きな関連があります．

③ "製造工程に加熱殺菌される工程があるか"

　　ハンバーグは，通常成型された後，焙焼機で焼いたり，蒸し機で蒸したり，加熱による調理加工と殺菌がなされます．この加熱殺菌は，生物的危害の

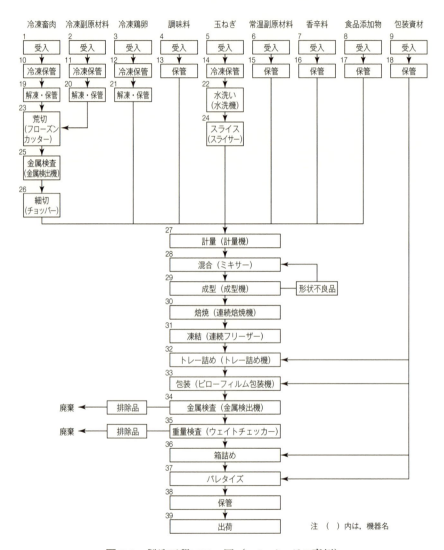

**図 3.1** 製造工程フロー図（ハンバーグの事例）

CCPとなることが多いので，しっかりと把握しておくことが重要です．

④ "加熱殺菌された後に，二次汚染の恐れがある工程があるか"

加熱された後，冷却，凍結，包装の工程に移りますが，これらの工程中で微生物による二次汚染の可能性があります．

⑤ "金属検出機などにより危害を防御する工程があるか"

包装工程などに設置された金属検出機は，原材料由来や工程中で混入される恐れのある危険金属異物を検出し，排除するために重要な役割となります．

⑥ "冷却，凍結などの工程は，連続的もしくはバッチ的に行われるか"

加熱殺菌後の冷却や凍結が連続式であるかバッチ式であるかは，その管理レベルに大きく影響します．その方法の違いにより，管理の方法（モニタリングの方法や頻度など）が異なってきます．

⑦ 製造工程中で不適合品が発生し，廃棄処分などを行う場合には，どの工程で発生し，どのように処置したかを明記します．

⑧ 形状が悪いなど健康危害とは関係しない理由で再使用する不適合品がどの工程で発生し，どの工程で再使用するかを明記します．

### Step 2　ハザードのリストの作成

ハザードのリストは，図3.2のような手順で作成します．

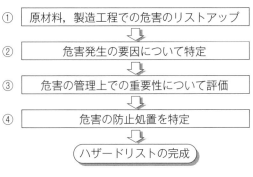

図 3.2

具体的にどのような手順で行うのかを，ハンバーグの例で解説します．

**(1) 原材料由来**

① 生物学的危害として，畜肉や鶏卵に由来するサルモネラ属菌，ブドウ状球菌，腸管出血性大腸菌（O157）などの汚染があげられます．また，野菜や副原料の調味料や香辛料に由来するセレウス菌などの汚染があげられます．いずれも，毒素が産生される前の段階であれば，加熱工程での加熱殺菌が制御方法となります．

② 化学的危害として，畜肉における家畜の肥育中に使用された抗生物質，成長ホルモン剤の残存や農産物の残留農薬，そして香辛料で発生しやすいカビ毒（アフラトキシン）などがあげられます．また，包装資材として使用するトレイ，フィルムなどのプラスチック容器に含まれるモノマーなどの有害物質もあげられます．

　これらの危害は，受入れ時にリアルタイムで検査し，使用の可否を判断することが困難であるため，原材料納入業者に分析証明書を提出させてもらい管理することになります．

③ 物理的危害として，畜肉の処理方法が不適切で残存する硬骨，処理場の整備不良により処理中に混入する可能性のある機器部品などの金属，床材の石，破損によるガラス片などの混入があげられます．また，パン粉や粉類ではシフターの金属ネットが破損して混入する可能性があります．

　制御方法としては，受入れ時の抜取検査，使用時の目視チェック，金属検出機やX線異物検出機などによるチェック及び排除となります．

**(2) 製造工程**

製造工程での**生物学的危害**では，次のような事項があげられます．

・冷凍原料の解凍や仕掛品の保管管理（温度，時間）が不適切な場合，有害微生物が増殖してしまいます．
　⇒解凍や保管の温度と時間（期間）を遵守することが制御方法となります．

・加熱工程での加熱温度，時間の管理が不十分であると，有害微生物が残

存してしまいます．

　　⇒加熱温度と時間の管理を適切に行うことが，制御方法となります．
・工程で使用する機器の洗浄，殺菌が不十分な場合，機器に付着した有害微生物により二次汚染されることがあります．

　　⇒使用機器の適切な洗浄，殺菌とその後の保管管理の徹底が制御方法となります．
・作業者の手指の洗浄不良により，有害微生物で二次汚染される場合があります．

　　⇒手袋をし，手洗いを十分に行い，常に清潔に作業を行うことが制御方法です．

**化学的危害**としては，製造機器や手指の殺菌，洗浄に使用する洗剤や殺菌剤が使用後の水洗いが不十分なため残存したり，使用方法を誤ることにより，混入する可能性があります．洗浄・殺菌の作業手順を遵守し，これらの薬剤の使用方法や保管管理を徹底することが，制御方法となります．

　また，食品添加物の誤使用による危害発生の可能性があります．特に，食品衛生法で使用基準が決められている殺菌料，保存料などとアレルギー反応を起こすアレルギー物質については，使用・保管の管理を徹底する必要があります．

**物理的危害**としては，畜肉や野菜の処理機器の刃の欠損や成型機などの加工工程での使用機器のメンテナンス不良による部品（ボルト，ねじなど）の混入の可能性があります．

　また，加工場内の整備不良による床材やガラス片などの混入の可能性もあります．制御方法としては，機器のメンテナンスや加工場施設の整備及び金属検出機やX線異物検出機による検出，排除があげられます．

### (3) 保管・流通

　食品の特性によって，その保管及び流通における温度管理が重要となります．温度管理が不適切なため，有害微生物が増殖し，危害を及ぼす原因となる可能性があります．冷凍食品では−18℃以下（食品衛生法では−15℃以下），

食肉では 4℃以下，その他のチルド食品では 10℃以下などの保管基準を遵守することが制御方法となります．

表 3.3 ハザード分析と評価の判定

| 評価 | ① 法律に基準がある (○/×) | ② 発生時の重篤性が高い (○/△/×) | ③ 発生頻度が高い (○/△/×) |
|---|---|---|---|
| ○ | ○ | × | × |
|   | × | ○ | ○ |
|   | × | ○ | △ |
|   | × | △ | ○ |
| △ | × | △ | △ |
|   | × | ○ | × |
| × | × | × | △ |
|   | × | △ | × |
|   | × | × | × |

<評価について>
○：次のステップに進む
△：PRP で管理する
×：発生頻度が低く，重篤性が低いことから重大なハザードと考えない
① **法律に基準がある**
　○：対象商品における法令等の基準が定められている
　×：ない
② **発生時の重篤性が高い**
　○：ハザードの重篤性が高く，入院もしくは死に至るほどのものである
　△：通院レベルの重篤性である
　×：それほど高くない
③ **発生頻度が高い**
　○：発生頻度が高い
　△：発生頻度は高くないが，同業者等で発生したことがある
　×：ほとんど発生したことがない

## 3.2　重要管理点（CCP）の決定に迷ってしまうのだが？

### （1）重要管理点（CCP）となる三つの要件

重要管理点（CCP）の設定は，HACCP 手法の実施において，最も重要な事項ですが，工場指導などに行き，HACCP プランを見せていただくと，一つの製造工程に CCP が 5 つも設定していることがあり，必ずしも適切な設定が行われているとは言えないようです．この原因は，CCP の設定方法について十分な理解がないまま設定してしまっていることと，CCP を設定するガイドラインである CCP 決定フロー図（DT：Decision Tree）の表現が，英文の直訳でわかりづらくなっていることです．

そこで，まず CCP 設定の三つの要件について，事例を用いて説明します．

## 3.2 重要管理点（CCP）の決定に迷ってしまうのだが？

### 表 3.4 ハザード分析と評価表（事例）

ハザード分析と評価表（事例）　　製品名：ハンバーグ

※ハザード評価理由：①法律に基づいたものがある　②発生時の重篤性が高い　③発生頻度が高い
※CCP決定根拠：①安全性のリスクが高い、コントロールを必要とするほどのリスクが高いか？ Y：②へ　N：CCPでない
②この段階でハザードを予防・排除することができるか？（手段があるか？）Y：③へ　N：④へ
③後工程でハザードを予防・排除する工程がないため、この段階でハザード防止のコントロールが必要か？ Y：CCP　N：CCPでない
④現状では、この段階でのコントロールはできていないが、安全の確保のために必要か？ Y：プロセス・製品の見直し・修正を行い、①に戻る。N：CCPでない。

| No. | 工程 | ハザードの原因物質 | 分類 | ハザードが発生する要因 | 評価 | 評価理由 ① | ② | ③ | 危害の防止処置 | CCP・OPRPの判断 ① | ② | ③ | ④ | CCP・OPRP判断 |
|---|---|---|---|---|---|---|---|---|---|---|---|---|---|---|
| 1 | 原材料の受入れ | 有害微生物の増殖 | B | ・受入れ時の温度管理不良による有害微生物の増殖 | × | × | × | × | ・温度管理の徹底 | N | | | | |
| 2 | 冷凍畜肉類の解凍と保管 | 有害微生物（サルモネラ菌など）の増殖 | B | ・解凍時の温度の昇温・解凍時間の管理不良<br>・保管温度と時間の管理不良 | × | × | △ | △ | ・解凍温度と時間の管理の徹底<br>・保管温度と時間の管理の徹底 | N | | | | |
| 3 | 冷凍鶏卵の解凍と保管 | 有害微生物（カンピロバクター菌など）の増殖 | B | ・解凍時の温度の昇温・解凍時間の管理不良<br>・保管温度と時間の管理不良 | × | × | △ | △ | ・解凍温度と時間の管理の徹底<br>・保管温度と時間の管理の徹底 | N | | | | |
| 4 | 玉ねぎの保管 | 有害微生物（セレウス菌など）の増殖 | B | ・保管温度と時間の管理不良 | × | × | △ | △ | ・保管温度と時間の管理の徹底 | N | | | | |
| 5 | 玉ねぎのスライス | 金属異物の混入 | P | ・スライサーの刃の大損による混入 | ○ | ○ | △ | ○ | ・スライサーの刃の保守点検<br>・金属検出機での検出・排除 | Y | N | | | |
| 6 | 畜肉の細切 | 金属異物の混入 | P | ・フローズンカッター、チョッパーの大損による混入 | ○ | ○ | △ | ○ | ・フローズンカッター、チョッパーの保守点検<br>・金属検出機での検出・排除 | Y | Y | N | | |
| 7 | 混合 | 有害微生物の増殖<br>危害異物の混入（破損した床材など） | B<br>P | ・混合後の保管における温度管理不良<br>・混合時における原材料の袋や機器の付着物が混入 | △ | △ | △ | × | ・保管温度の管理の徹底<br>・原材投入時の目視チェック | Y<br>N | Y | N | | |
| 8 | 成型 | 金属異物の混入 | P | ・成型モールド（型）の欠損による混入 | △ | × | △ | ○ | ・モールドの刃の保守点検 | Y | Y | N | | |
| 9 | 加熱（焙焼機） | 有害微生物の残存 | B | ・加熱温度、時間の管理不良による加熱不足 | ○ | ○ | ○ | × | ・モニタリングによる加熱温度と時間の管理の徹底 | Y | Y | Y | | CCP |
| 10 | 焙焼（焙焼機） | 金属異物の混入 | P | ・焙焼機のネットコンベアの破損による混入 | △ | × | × | △ | ・ネットコンベアの保守点検 | N | | | | |
| 11 | トレイ詰め | 有害微生物の汚染 | B | ・トレイ詰め時に作業者の手指からの二次汚染 | △ | × | △ | ○ | ・手指の洗浄殺菌の徹底 | Y | N | | | |
| 12 | フィルム包装 | 有害微生物の汚染 | B | ・包装フィルムのシール温度設定ミスによるシール不良による二次汚染 | △ | × | △ | △ | ・シール温度設定ミスとシール状態のチェック | Y | N | | | |
| 13 | 金属検出機チェック | 金属異物の混入 | P | ・金属検出機や排除の設定不良や排除不良により扱いミスによる排除不良 | ○ | × | △ | ○ | ・金属検出機の設定の徹底<br>・排除品の区分管理の徹底 | Y | Y | Y | | CCP |

> ① この管理ポイントをミスしたら，危害を及ぼす不良品ができてしまう

　この管理ポイント後工程には，該当する危害を防止する工程がない，また，前提条件プログラムでは，管理が不十分であること．
　例えば，金属異物の除去管理において，包装の最終工程に設置されている金属検出機で検出し，排除できなければ，万一金属異物が混入していた場合には，そのまま市場に出荷されてしまいます．そこで，この工程での金属検出機による金属異物混入のチェックはCCPとなります．

> ② 製造工程中で連続して，もしくは適切な頻度でチェック・記録・処置ができること

　チェックは危害を制御するためにできるだけ連続し，または連続してチェックができない場合でも制御のために必要とされる頻度で行われ，かつ記録されなければなりません．さらに，速やかに適切な処置が行われる必要があります．
　例えば，蒸煮や焙焼などの加熱工程において，加熱の温度と時間及び加熱後の品温は，自動的に連続してチェックするか，もしくはバッチ式であっても適切な頻度でチェックし，記録し，問題があれば速やかに対処することが可能なのでCCPとなります．
　加熱工程のない製品での仕掛品の温度管理は，同様にCCPとなる場合があります．
　一般的にCCPのパラメータには，温度，時間，pH，酸価（AV），糖度，塩分濃度などといった製造過程でリアルタイムにモニタリングできる管理項目や目視などの官能検査があげられます．
　微生物検査によるチェックは，検査結果が出るまでに時間を要し，リアルタイムにチェックし対処することができないので，微生物検査による管理事項はCCPとはなりません．

## 3.2 重要管理点（CCP）の決定に迷ってしまうのだが？

> ③ 管理すべき事項を自ら管理もしくは制御できること

　管理する上で重要な項目でも，時間的，設備的な理由で自らが管理できない事項は CCP となりません．

　例えば，原材料由来の残留農薬のチェックは，測定に時間を要するとともに，一般的な食品企業では，自社で測定することができません．そこで，残留農薬の危害防止は，前提条件プログラムにより，工場での購買及び受入れ前に，原料業者の証明書などで管理することになり，CCP とはなりません．

### (2) 重要管理点（CCP）の決定手順

　製造過程における管理事項が重要管理点（CCP）であるかを決定するために，Codex のガイドラインによる CCP 決定フロー図（DT）があります．しかしながら，すべての食品を対象として CCP を決定するには無理がある（食肉などの一次生産品などで）とのことで，その後の見直しにより "CCP 決定フロー図は柔軟に適用されなければならないことと，また，他の適切な方法を用いても差し支えないこと" に修正されました．要は "CCP となるか，ならないかの判断は，いろいろなケースがあり，画一的な方法では決めきれないので，CCP 決定フロー図を参考にしつつ，より合理的かつ適切な方法で決定しなさい" ということです．

　具体的な CCP 決定のフロー図には，Codex のガイドラインで示された DT とそれを踏まえ，使いやすく変形した DT の 2 種類があるので，いずれか使いやすい DT を使えばよいでしょう．

① Codex の CCP 決定フロー図を使っての事例（図 3.3）を，ハンバーグの加熱工程の例で解説します．

　質問 1　確認された危害に対する防止処置はあるか？
　　Yes　加熱殺菌の工程がある．
　　↓
　質問 2　この工程は発生する恐れのある危害を除去又は許容レベルまで低下させるために特に設計されたものか？

Yes　加熱工程の温度・時間の管理によって，加熱殺菌不十分による有害微生物の残存を防止できる．

⬇

判定　CCPである．

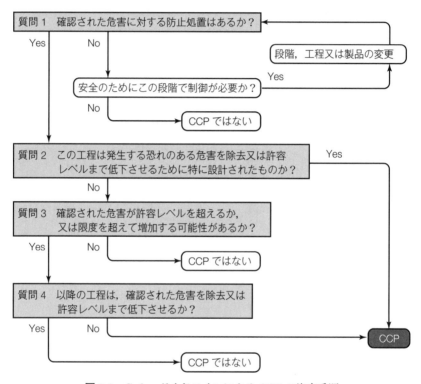

図 3.3　Codex ガイドラインによる CCP の決定手順

② 変形型の DT による事例（図 3.4）を，同様にハンバーグを使った例で解説します．

質問1　この段階はコントロールをしなければならないほどリスクが高く重大な危害をもたらすか？

Yes　焼き工程の管理が不十分であると，加熱殺菌不足で有害微生物が残存し，微生物的危害を及ぼすリスクが高い．

3.2 重要管理点（CCP）の決定に迷ってしまうのだが 37

⬇
質問2 危害に対する予防手段がこの段階にあるか？
　Yes 危害に対する予防手段は，焼き機の温度と時間の管理で可能．
⬇
質問3 この段階でのコントロールが消費者に危害を与える可能性を予防，排除又は減少させるのに必要か？
　Yes 焼き工程の以後には，加熱殺菌工程がないので，この工程でミスしてしまうと有害微生物が残存してしまう．
⬇
判定 CCPとなる．

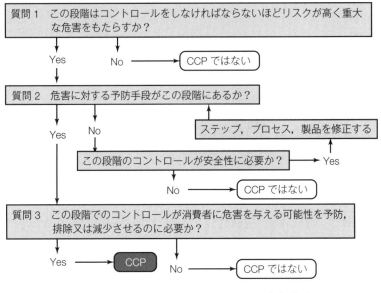

図 3.4　使いやすく変型された CCP の決定手順

(3) **重要管理点（CCP）とならない管理事項は，どのように管理するのか？**

ときどき，"CCPの決定フロー図でCCPになると判断されなかった管理事項は，どのように管理すればよいのか"といった質問があります．当然のこと

ですが，CCPにならないからといって何も管理しなくてよいということではありません．具体的には，前提条件プログラム（PRP）で管理することになります．

前提条件プログラムについては，後ほど詳しく解説しますが，原材料の受入れ管理や使用する製造機器の洗浄，メンテナンスなど，HACCPによる管理以前に既に整備して管理されていなければならない基礎的な管理事項です．

## 3.3 管理基準（CL）の設定は，どうすればよいか？

### (1) 管理基準とは？

何を管理すべきか（管理事項）を決定したら，その管理基準を設定する必要があります．

管理とは，"基準を設け，常にその範囲内に入るように運用し，万一，逸脱があった場合は，速やかに基準内に戻すこと"と言えるので，基準のない管理はあり得ません．

ときどき見受けられるケースに，モニタリングし，その結果を記録はしているのですが，基準について質問してみると，設定していないという返事です．では，何のためチェックしているのですかと尋ねると，そこまでは上司に教えられていないとの返事です．基準がなければ，せっかくチェックしても良いか，悪いか判断できません．

管理基準は，設定されたCCPについて食品の安全性を確保するために，製造工程上許容できる範囲を基準として設定します．例えば，温度を設定するとき，"70℃を基準に±2℃"のように設定します．HACCPのガイドラインでは，基準設定のモデルに"中心品温72℃以上"と記載されていますが，実際にモノを作る現場では，ただ温度が高ければよいということはありません（一部では，基準の範囲を認めている場合もあります）．なぜかと言うと"食品は安全であることと同時に，おいしい物でなければならない"からです．

## 3.3 管理基準（CL）の設定は，どうすればよいか？

### (2) 管理基準（CL：Critical Limit）となるための要件

CCPとなる管理事項を適切に管理するためには，その基準を設定するに当たって，十分な検討が必要です．一般的に，管理基準となるための要件として，次の二つの要件があげられます．

### (a) 危害が防止されるための管理基準として適切であることが，科学的な根拠に裏付けされていること

管理基準の設定には，科学的もしくは客観的な根拠に基づいて設定される必要があります．言い換えれば，過去このようにしてきて大丈夫だったという経験値だけでなく，お客様に質問されたとき，納得が得られる客観的データ（設定の根拠）を基に設定しなさいということです．また，設定された管理基準が製造工程の実情に合致した適切な基準であるとの妥当性の確認が必要となります．

しゅうまいの蒸し温度の例で説明すると，蒸し機の温度，時間を95℃で5分間と設定した場合，95℃で5分間の加熱によって有害微生物が確実に死滅もしくは許容できる範囲以下になることを事前に調査・試験し，基準の根拠とすることが必要です．また，このような試験を自社においてできない場合がありますが，その場合は専門の検査機関に依頼するか，食品衛生に関する専門文献のデータを参照することも可能です．

### (b) モニタリングが連続して，または管理するのに十分な頻度で実施できる指標であること

管理基準は，リアルタイムでモニタリングされなければなりませんが，管理基準として使用する指標は，温度，時間，pH，酸価（AV），糖度，塩分などの数値で表せるものが使用されます．しかし，食品ではすべての管理基準を数値化することが困難な場合もあるので，目視検査など官能的なものも基準として用いることがあります．この場合でも，できるだけ結果を○×ではなく，"1：問題あり，2：やや問題あり，3：ほぼ問題なし，4：問題なし"などのように数値化して指数で示すことが必要です．

また，前述のように細菌検査など判定に一定の時間を要するためリアルタイ

ムにモニタリングできないものは，逸脱時の迅速な処置に対応できないので，CCPの管理基準には不適当となります．

### (3) 管理基準の設定方法（事例）

管理基準を設定するとき，どのようにしたらよいか悩むことが多いようです．

悩みの原因は，実際の製造現場では製造過程のパターンがいろいろあり，パターンごとにそれぞれの特性を有しているため教科書どおりには簡単にいかないということのようです．

以下に，CCPになる可能性が高いいくつかの管理ポイントについて，その管理基準の設定方法を事例で解説します．

● 事例 1　保管中に微生物が増殖するケース——仕掛品の保管温度と期間の設定

春巻きやクリームコロッケの中種は，加熱釜で調理加工された後，冷却され低温保管庫で保管されます．この低温保管は，有害微生物の増殖を制御するためのCCPとなりますが，その管理基準は保管温度と時間（期間）で設定されます．

基本的には，該当する仕掛品を所定の温度帯で保存試験することになります．

① 有害微生物による危害を検討する意味では，汚染のリスクが高い有害微生物を指標菌として保存試験を行うのがよいのでしょうが，有害微生物を使っての試験は危険を伴うので，それに代わり一般生菌数と大腸菌（もしくは大腸菌群）を指標菌とします．

② 該当する仕掛品の食品に食品衛生法で定められた基準があれば，その基準に従って保存温度を決めることになりますが，基準がない場合は，製造仕様書で定められた温度（自主基準）で保存試験を行います．また，試験条件の設定は，過去に根拠が明確にされた前例や該当する食品に類似する文献のデータを参考にすることも可能です．

③ 保存試験の結果により，指標菌の増殖曲線を作成し，食品の安全上適正な範囲と考えられる菌数に至るまでの時間を求め，管理基準（保管期間の限界）とします．この場合，仕掛品から製品までの後工程でさらに増殖することを考慮し，一定の安全率を考慮して設定する必要があります．

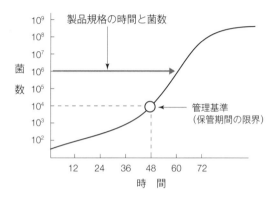

図3.5 保管期間の管理基準設定モデル（細菌の増殖曲線）

● 事例2 加熱殺菌工程で，中心品温がリアルタイムに測定できないケース
　　　　——しゅうまいの蒸煮温度と時間の設定

　しゅうまいの製造工程では，成型後に加熱殺菌（蒸煮）されますが，この工程は有害微生物を除去するためのCCPとなります．この管理基準は本来，該当する食品の中心温度が所定の温度に達し，その温度が所定の時間保持されることを基準とすべきですが，実際の製造工程で食品の中心品温をリアルタイムにモニタリングすることは，技術的に困難であると言えます．そこで，管理基準である食品の中心品温と蒸煮温度との相関関係を事前に調査しておき，製造時には蒸煮温度で管理することとなります．

　管理基準の考え方に"食品の中心品温・時間と蒸煮温度・時間の両方を管理基準とする"考え方と"中心品温・時間を管理基準（CL：Critical Limit）とし，蒸煮温度・時間を製造基準（OL：Operation Limit）とする"考え方があります．CodexのガイドラインにはOLの考え方はありませんが，実際の管

理では CL と OL の両方の考え方を用いたほうが，製造現場ではわかりやすいでしょう．例えば，管理基準を中心品温 72℃以上 5 分間としたとき，その基準を満たすには加熱温度と時間の組合せでいくつかの方法（パターン）があるからです．

また，一般的にしゅうまいの蒸煮は，連続式とバッチ式の二つの方式がありますが，管理基準の設定に関する基本的な考え方は同様です．

① 連続式蒸煮ラインやバッチ式蒸煮ボックスの内部に通常生産時と同量の未加熱品を入れて，負荷量を一定にします．所定の蒸気圧で蒸気を入れ，内部の雰囲気温度及び食品の中心品温を測定します．内部の雰囲気温度は，制御盤の温度計によって知ることができますが，中心品温については次のいずれかの方法で測定します．

・電子式データロガーや熱電対式自動温度計を使用し，連続的に自動計測する．

・設備的に自動計測が困難な場合は，まず雰囲気温度で温度の上昇傾向を事前に調査し，所定の温度になった時点で，該当食品を取り出し，サーミスタ温度計などで測定する．

この場合，一定の中心品温に達するまで数回の測定を行うのですが，バッチ式の場合は扉を開くと雰囲気温度が下がるので，事前に加熱時間を想定しておき，一度扉を開いた試験区については，その時点で試験を終了する必要があります．

② これらの試験で得られたデータにより，雰囲気温度と中心品温の昇温曲線を作成します．

この中心品温の昇温曲線から有害微生物の殺菌温度と時間の目安になる 63℃で 30 分の熱量（加熱食肉製品の基準）と同等の温度，時間を，管理基準として設定します．次に，この管理基準と相関する雰囲気温度と時間を，雰囲気温度の昇温曲線より判断し，製造基準として設定します．ただし，前述のように両方を管理基準としても結構です．

## 3.3 管理基準（CL）の設定は，どうすればよいか？

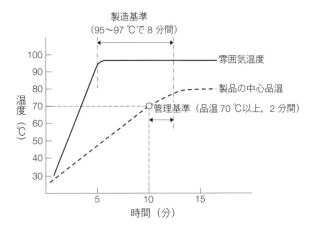

**図 3.6** 管理基準の設定（蒸煮温度と時間の設定事例）

● **事例 3　金属検出機の感度を，より適切に設定するケース——金属検出機の感度設定**

　金属検出機による金属異物の検出，排除の工程は多くの場合 CCP となります．

　金属検出機の管理基準は，鉄（Fe）及び非鉄（SUS）のテストピースのサイズによって設定されますが，対象とする原材料や製品の特性によって異なるので，次の事項を考慮して設定する必要があります．

・対象とするモノのサイズ，形状．
・対象とするモノが塩分濃度や糖度など，金属検出機の感度に大きな影響を及ぼす要因を有するか．
・金属検出機にかける時点での状態は，冷凍，チルド，常温のいずれであるか．
・金属検出機を通過させるスピード（毎分何個の製品を通すのか）．
・包装後，金属検出機にかける場合，包装資材の材質（アルミ蒸着フィルム，トレイなどの使用）．
・金属検出機を通過させるときの物の方向性（角度）．

・従来の経験で異物として発見されるモノの形状，材質はどのようなものが多いか．

**(4) HACCPにおける管理基準（CL）と製造管理の製造基準（OL）の関係**

管理基準と製造基準については，(3)で少し触れましたが，製造現場にHACCPを導入したとき，ときどき混乱してしまうことがあるので，もう少し整理しておきます．

本来，管理基準と製造基準は同一であることが望ましいのですが，HACCPでいう管理基準が食品の安全性確保に特化していることに対し，製造現場での品質管理が衛生と品質（色，形，味などの品位）の両方の管理を同時に求められることによって，両者のギャップが生じています．

管理基準とは，その基準を逸脱してしまうと危害を及ぼす恐れのある管理限界と前述しました．この管理基準は，設定時にある程度の安全率を考慮して設定されますが，一部の例外的基準を除くと，原則的には上限，下限といった幅を持たせたものではありません．しかしながら加熱工程は有害微生物の排除と同時に，食品の調理加工も行うものですから，製造時には過加熱による品質不良にも配慮して管理する必要があります．

例えば，加熱殺菌の中心品温の管理基準を 70℃以上としたとき，製造現場では 70℃以下に中心品温が低下しないよう下限の温度を 72℃と設定し，また過加熱によって品質（ジューシー感など）を損なわないよう上限の温度を 75℃までと設定します．このことにより，安全で，かつおいしい食品の製造が可能となります．

この製造基準を逸脱する恐れが生じた場合，適切な処置を取ることになりますが，これを作業調整（Process Adjustment）と呼び，作業調整するための基準を作業限界（Operating Limit）と言います．なお，管理基準を逸脱したときの処置は，作業調整と区分して修正処置と呼びます．作業限界は通常，製造基準として設定され，管理基準を逸脱する可能性をできるだけ早いタイミングで予知し，作業調整することにより，不良品の発生を防止することができます．

45

## 3.4 モニタリングの実施と記録のポイントは？

### (1) モニタリングとは？

モニタリングとは"原材料や製造工程における管理事項が正常な状態で管理されているか"，言い換えれば"管理基準を逸脱した状態にないか"について，測定や観察を行って確認し，その結果について記録することです．モニタリングの目的は，製造工程で管理基準を逸脱した状況が発生した場合，逸脱の状況を速やかに発見し，修正処置を行い，正常な管理状態に戻すことです．そのため HACCP システムを機能させるために大変重要なことと言えます．

例えば，加熱工程の温度と時間を測定・記録したり，仕込んだジャムの糖度を測定・記録したりしますが，原則 3 の管理基準で設定された管理項目について，モニタリングすることになります．CCP の設定が正しく行われて管理基準が適切に設定されても，モニタリングが正しく実施され，結果が正しく記録されなければ，問題があっても対処することができません．

ある工場で，温度を測定し基準値より低かった場合，しばらくして再測定し，基準をクリアした数値のみを記録しているケースがありました．作業者の心理として，"逸脱した数値を記載すること＝叱られる"の図式が働くことがあることを十分考慮し，正しいモニタリング（測定と記録）を実施するようモニタリング担当者を指導しなければなりません．

また，モニタリングの記録は，HACCP プランが正しく実施されていたかを証明するための証拠とトラブル発生時における原因究明のために大変重要となります．

### (2) モニタリング実施のポイント

モニタリングを適切に実施するためには，次の事項がポイントとなります．

#### (a) モニタリングの対象とする管理項目を明確にすること

当然のことですが，HACCP においてモニタリングの対象となる管理項目は CCP ということになります．また，CCP 以外のオペレーション PRP（OPRP）や前提条件プログラム（PRP）についてもモニタリングによる管理が必要と

> **モニタリング実施のポイント**
> ① モニタリングの対象とする管理項目を明確にすること
> ② モニタリングの方法は,リアルタイム(連続的もしくは適正な頻度)に実施でき,かつ正確な測定方法を設定すること
> ③ モニタリングは,適切な頻度で行うこと
> ④ モニタリングを担当する者は,適切なスキルを有すること
> ⑤ モニタリング結果・処置の記録,保管は適切に行われること

される管理事項については,モニタリングの対象となります.

では,CCP と前提条件プログラムによる管理事項とではモニタリングがどのように異なるかと言うと,その実施頻度の違いということになりますが,このことについては後述します.

**(b) モニタリングの方法は,リアルタイムで実施でき,かつ正確な測定方法を設定すること**

モニタリングの目的が,管理基準を逸脱していないかを確認し,逸脱があればすぐに修正処置を取ることであることは前述しましたが,"確認し,すぐ処置を取る"ためには,リアルタイムかつ正確に行われなければなりません.

一般的に行われるモニタリングとしては,加熱工程での温度と時間や蒸気圧などの物理的な測定,揚げ油の酸価,ソースの pH,野菜殺菌の塩素濃度などの科学的な測定,そして官能検査による色調,香味,食感の確認などが実施されます.モニタリングは,できるだけ定量的な数値に基づき管理基準に対する逸脱の有無を判断することが重要です.直接的に数値化することが困難な官能検査や目視検査についても,評価を指数化することにより,有効な管理が可能となります.

**(c) モニタリングは適切な頻度を設定すること**

モニタリングは正確な管理データを得るため,適切な頻度で実施することが重要です.加熱工程の事例で話をすると,連続式の加熱ラインでは,製造機器

に自動的に温度や時間を計測するセンサーを設置し，連続的にチェック・記録を行うことが可能ですが，バッチ式加熱ラインにおいてはそうはいきません．

　バッチ式加熱ラインの例として，蒸煮ボックスでの加熱では，蒸煮ボックスの位置による温度のバラツキや温度コントローラーの制御能力による温度のバラツキを調査し，そのバラツキの大きさによってモニタリングの頻度を決定します．つまり，バラツキが大きければ頻度を多くし，バラツキが小さければ頻度を少なくすることになります．

**（d）　モニタリングを担当する者は，適切なスキルを有すること**

　モニタリングは，自動測定する管理項目を除けば，ほとんどの管理項目が製造現場の担当者によって行われます．モニタリングが正しく実施されていなければ，万一，原材料や製造工程で問題が発生していてもそのことを見過ごし，不良品を製造し出荷してしまう可能性があるので，モニタリングを担当する者は，必要なトレーニングがなされ，正しい方法でモニタリングが実施できるスキルを有することが必要です．

モニタリング担当者のスキル
・モニタリングの目的（CCPの内容など）について理解していること
・モニタリングの方法についてトレーニングされていること
・モニタリングの結果について適否を判断し，逸脱時に行うべき修正処置（製造ラインの停止など）が適切に行えること
・結果や処置の内容について正しく記録を行えること

**（e）　モニタリング結果・処置の記録，保管は適切に行われること**

　モニタリングの結果や処置の記録には，チェックシートや報告書が用いられます．チェックシートの様式は，モニタリングの目的によって，いくつかのパターンがありますが，一般的には測定した結果の数値をそのまま記入する方式とヒストグラムを使用する方式とがあります．測定の頻度や検体数が少ない場合は数値を直接記入する方式が，測定頻度が多く，検体数も多い場合はヒスト

グラム方式が使用されます．

ヒストグラム方式を用いる具体的な例としては，加熱温度や製品重量のチェックの例がありますが，ヒストグラムにより，製造工程でのバラツキや平均値がどの程度であるかを即座に推定することが可能であるとともに，時系列的な変動についてもリアルタイムに把握することができます．

チェックシートの様式を設定する場合，いずれの方式にも共通して記載すべき事項として次の項目があげられます．

〈チェックシートの記載項目〉
- チェックシートの名称と識別のための様式 No.
- 工場名及び該当する部署名
- 製品名及びロット No.（表記されているトレース用コード）
- 製品の規格（重量，入数）及び区分（市販用，業務用）
- モニタリングを実施した日及び時間
- 管理項目と管理基準もしくは製造基準
- モニタリングの結果（数値，判定）
- 問題がある場合の内容及びその処置
- モニタリング担当者名（サイン）
- モニタリングの検証者及び該当部署の管理責任者名（サイン）

ハンバーグ焙焼工程チェックシート

| ライン名 | Aライン | 製造年月日 | ○○○○ |
|---|---|---|---|

（様式　加-3）

| 商品名・規格 | | | グルメハンバーグ　120g×2個 | | | | |
|---|---|---|---|---|---|---|---|
| チェック予定時間 | | | 8：00 | 9：00 | 10：00 | 11:00 | 12:00 |
| チェック実施時間 | | | 8:10 | 9:05 | 10:10 | 11:08 | 12:02 |
| 官能 | 形　状 | | 4 | 4 | 4 | 4 | 4 |
| | 焼き色 | | 4 | 3 | 4 | 4 | 4 |
| | 香　味 | | 4 | 4 | 4 | 3 | 4 |
| 焙焼 | 焼き温度 | 250～260℃ | 255 | 257 | 252 | 255 | 256 |
| | 焼き時間 | 5分～5分15秒 | 5′05″ | 5′10″ | 5′00″ | 5′07″ | 5′08″ |
| | 中心温度 | 70～75℃ | 72.5 | 73.0 | 70.0 | 72.5 | 73.0 |
| 放冷 | 放冷温度 | 5～10℃ | 7 | 7 | 8 | 6 | 8 |
| | 放冷時間 | 3分～3分10秒 | 3′08″ | 3′05″ | 3′02″ | 3′07″ | 3′06″ |
| | 中心温度 | 40～45℃ | 41.5 | 42.0 | 42.5 | 41.0 | 42.5 |
| モニタリング担当者 | | | 佐々木 | 佐々木 | 佐々木 | 高橋 | 高橋 |
| 検証担当者・結果 | | | 9:15 鈴木 異常なし | | | | |
| 異常時の措置 | | | 10:00 中心温度 70℃のため、再チェックしたら71.5℃であった。 | | | | |
| 確認・指示事項 | | | 工場長 | 品管課長 | 製造課長 | 製造主任 | 担当班長 |
| | | | 大川 | 佐藤 | 山田 | 中村 | 伊藤 |
| | | | 焙焼温度には十分注意すること（山田） | | | | |

図 3.7　チェックシートの例（一般的な場合）

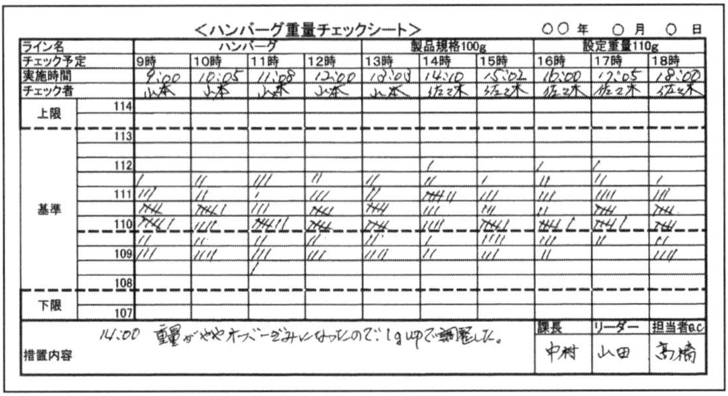


図 3.8　チェックシートの例（ヒストグラムの場合）

○○年　○月　○日

| 課長 | リーダー | 責任者QC |
|---|---|---|
| 中村 | 山田 | 高橋 |

金属検出機（作動）チェックシート

| ライン名 ハンバーグA | | 製品名 ハンバーグ 100g×50個 | | | | | |
|---|---|---|---|---|---|---|---|
| チェック者 | 宮本 | Fe | | | Sus | | |
| 金検No | 3 | 感度 | | | 感度 | | |
| 予定時間 | 実施時間 | 左 | 中 | 右 | 左 | 中 | 右 |
| 始業前 | 8:05 | ○ | ○ | ○ | ○ | ○ | ○ |
| 9時 | 9:10 | ○ | ○ | ○ | ○ | ○ | ○ |
| 10時 | 10:00 | ○ | ○ | ○ | ○ | ○ | ○ |
| 11時 | 11:08 | ○ | × | ○ | ○ | × | × |
| 12時 | 12:00 | ○ | ○ | ○ | ○ | ○ | ○ |
| 13時 | 13:05 | ○ | ○ | ○ | ○ | ○ | ○ |
| 14時 | 14:00 | ○ | ○ | ○ | ○ | ○ | ○ |
| 15時 | 15:10 | ○ | ○ | ○ | ○ | ○ | ○ |
| 16時 | 16:02 | ○ | ○ | ○ | ○ | ○ | ○ |
| 17時 | 17:05 | ○ | ○ | ○ | ○ | ○ | ○ |
| 18時 | 18:00 | ○ | ○ | ○ | ○ | ○ | ○ |
| 19時 | 19:03 | ○ | ○ | ○ | ○ | ○ | ○ |
| 20時 | 20:05 | ○ | ○ | ○ | ○ | ○ | ○ |
| 21時 | 21:00 | ○ | ○ | ○ | ○ | ○ | ○ |
| | | | | | | | |

備考（トラブル、排除品関係）

11:08　Fe、SUS共に反応しなかったので、ラインを停止し金検を再調整した。11時15分に復帰し、中村課長の指示で再稼働した。10:00～11:08の製品は出荷止めにした。

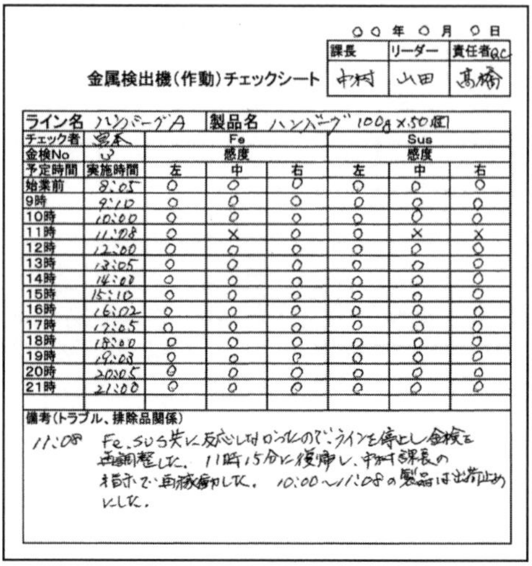

**図 3.9**　チェックシートの例（合否判定の場合）

## 3.5　修正処置の設定は，どうすればよいか？

修正処置は，管理基準を逸脱した状態から正常な状態に戻すための手順や既に製造されたものに対する処置を事前に設定しておく必要があります．問題が生じてから，どうすればよいかを検討していたのでは，迅速かつ適切な処置が実施できないからです．

例えば，加熱工程でモニタリングした結果，温度が基準より低かったとしましょう．製造現場の担当者は，まず該当する製造ラインの稼動を停止し，職場の責任者に加熱温度が低いことを報告します．報告を受けた責任者は，加熱不足の可能性があるロットを区分し，出荷停止にします．さらに，原因が何であるかを調べます．原因が判明したら，その修正処置を実施します．次に，責任者はこれらの内容を上位の管理職に報告し，生産再開の可否について指示を受けます．関係者は，これらの内容を記録し，再発防止のための是正処置を検討，実施します．

HACCP システムでは，危害の発生を未然に防止するだけでなく，万一問題

## 3.5 修正処置の設定は，どうすればよいか？

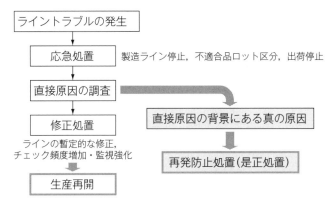

**図3.10** 真の原因究明による再発防止

<修正処置の手順（モデル）>

```
Step 1：初期対応
 ① 製造ラインの停止
 ② 関係部署への連絡
 ③ 逸脱時の該当ロットの区分
```

```
Step 2：原因調査と暫定処置
 ① 原因の推定
 ② 推定による暫定処置
```

```
Step 3：生産再開
 ① 監視を強化して，生産を再開
```

```
Step 4：真の原因の究明（原因の確定）
 ① 直接原因の背景にある真の原因を究明
```

```
Step 5：事後処置と歯止め
 ① 逸脱時に発生した不適合品の処置
 ② 事故処理の経過についてのまとめ（記録）
 ③ 必要によりHACCPプランの見直し，改善
```

が生じる恐れがある状態になっても，速やかに適切な処置が取られ，正常な状態に戻すことができるようにシステム化することが求められます．

修正処置として，規定すべきこととして，次のことがあげられます．

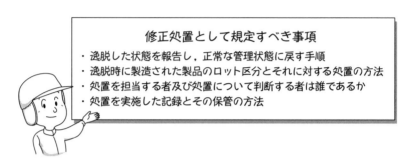

修正処置として規定すべき事項
・逸脱した状態を報告し，正常な管理状態に戻す手順
・逸脱時に製造された製品のロット区分とそれに対する処置の方法
・処置を担当する者及び処置について判断する者は誰であるか
・処置を実施した記録とその保管の方法

## 3.6　検証はどうすればよいか？

検証は，製造過程での管理がHACCPプランに基づき実施され，適切に機能しているかを確認することです．併せて，現在のHACCPプランが適切な管理を実施するに当たって，管理基準などの内容に問題がないかについても確認することが必要です．万一，HACCPプランそのものに問題があった場合は，HACCPプランの修正を行い，適切なプランに改善することが必要です．

例えば，"工程でのモニタリングが正しく実施されているか" "モニタリングに使用されている管理用機器は，きちんと校正されているか" "設定されている管理基準は，関係部署で実施可能な適切な基準であるか"などについて，担当者以外の者が客観的に確認し，必要があれば関係部署に改善の処置を取るよう指示します．

製造現場では，モニタリングが実施されますが，モニタリングと検証が混同されているケースを見かけます．モニタリングは担当者による管理事項のチェック（確認），検証は担当者とは異なる者（品質管理部署の検証担当者：ラインQCと呼ぶことが多い）によるHACCPプランの実施・運用に関する再確認（チェックのチェック）と認識すればよいでしょう．

## 3.6 検証はどうすればよいか？

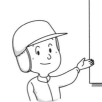

**検証で行う事項**
- 記録（チェックシート，作業日報など）の点検
- モニタリングが適切な方法で行われているか
- 原材料，仕掛品，製品などの検査による確認
- モニタリングで使用する管理用機器の校正
- HACCPプランの見直し

検証の結果，次のような問題点が判明したら，HACCPプランの見直しが必要となります．

**＜HACCPプランの見直し事例＞**
① モニタリングが，適切に行われているにもかかわらず，管理基準からの逸脱が頻繁に発生している．
　⇒管理基準が適切に設定されているか，見直す．
② 製造仕様書が変更されたにもかかわらず，HACCPプランの見直し，修正が実施されていない．
　⇒該当する管理項目について，再度ハザード分析を行う．
③ モニタリングの結果では異常がないのに，ときどき製品検査で不合格が出る．
　⇒モニタリングの方法（測定方法，頻度など）について見直す．
④ 製造に使用する設備や管理機器が変更された．
　⇒再度，ハザード分析を行い，モニタリングの方法や管理基準を見直す．
⑤ 原料事情が急変し，使用する原材料の仕様や原産地，ロットなどが変わった．
　⇒再度，ハザード分析の実施と管理基準を見直す．

## 3.7 記録とその保管管理の方法は？

記録を取るということが，HACCPプランが適切に運用されていること，もしくは万一逸脱した事態が発生しても適切な処置がなされたことの証拠になります．また，今後同様の問題が生じたときの重要な参考資料となると同時に，この記録により商品の品質不良が発生し，出荷停止や回収を行う必要が生じたときの当該ロットの特定（トレーサビリティの一部）や原因調査が容易にできることになります．

食品衛生法では，食中毒発生時の原因究明と被害拡大の防止を目的として，食品事業者が"必要な限度において，仕入先の名称など，記録の作成・保存に努めること"を努力義務としています．

さらに，記録はしているが，何をどこに保管しているかわからないというケースがあります．記録は，保管責任者，保管場所，保管期間を明確にしておき，必要なときすぐに取り出せるように管理しておくことが重要です．

### (1) 記録の取り方

① 記録は定められた様式を使用するようにし，個人でノートやメモを使用することは厳禁します．

② 記録はモニタリング及び検証の実施都度行うこととし，モニタリングする前から見込みで記載したり，作業終了後にまとめて記載することを厳禁します．

③ 記入はボールペンを使用し，修正の必要があるときは，2本線で消し，

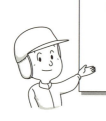

HACCPプランの実施に関する記録
① モニタリングの結果
② 改善処置の実施内容（経過）
③ 前提条件プログラムの実施結果
④ 検証の実施結果

修正した者がサインします．
④　記録の点検者を定め，記録が適切に実施されているかを確認します．

**(2)　記録の保管方法**
①　記録の保管期間は，食品衛生法や JAS 法などの法律で定められた期間があれば，それに従うことになりますが，定められた期間がない場合は製品の特性（保存方法や賞味期間など）によって決定します．一般的には，賞味期限に安全率を考慮し，賞味期限より長めの期間とします．厚生労働省では，食品の生産履歴に関する食品事業者が行うべき記録の保存について，製造各段階で販売後 1～3 年を目安としています．

　また，製造現場で記載したチェックシートとその結果を整理した品質管理日報とでは，記録の位置付けが異なるので，記録の目的や種類によって保管期間を区分する必要があります．

②　記録の保管場所と担当者及び責任者を定め，記録の分散や紛失を防止するとともに，必要なとき，すぐに取り出せるよう一元化して保管管理することが必要です．

　よく見かけるケースに，各部署で保管していたため，いざというとき，記録がバラバラに分散しており，記録の回収，取りまとめに時間を要し，処置方法に関する判断が遅れたという例があります．

## 3.8　HACCP プラン（CCP 整理表）の作成方法は？

　HACCP プランは，これまでお話してきた"HACCP の 7 つの原則"で検討された事項について整理し，総括表として集約したもので，CCP 整理表と呼ぶこともあります．具体的には，"製造過程のどこで""どのような管理を""どのような方法で""何を基準に""誰が管理するのか""問題発生時の処置は""記録はどのように"についてまとめたものです．

　この HACCP プランは，HACCP システムを適切に運用するための最も重要なルールとなるので，製造現場の現状との不一致がないよう十分に確認（妥

当性の確認）の上，作成することが重要です．

HACCP プランには，次の事項を記載します．
① 重要管理点……重要管理点となる製造工程を記載します．
② ハザード……どのようなハザード（危害の要因）が管理の対象となるかを記載します．
③ 管理基準（CL：許容限界）……管理する上で基準を逸脱しないための基準を設定して記載します．
④ モニタリング……製造工程におけるモニタリングの方法について，その手順を記載します．
　・何を：対象となる工程
　・どのようにして：モニタリングの具体的な方法
　・頻度：モニタリンを実施する頻度
　・誰が：モニタリングを担当する者
⑤ 修正処置……モニタリングの結果，管理基準からの逸脱が確認されたら迅速かつ適切に修正処置を実施しなければならないので，その方法について記載します．
　なお，修正処置には，製造現場の責任者レベルで判断して緊急的な処置を行うケースと，さらに上位の責任者が判断して出荷停止などの処置を行うケースとがあるので，これらの処置を区分した上で明確にしておく必要があります．
⑥ 検証……HACCP プランが機能していることを検証する方法と担当者を記載します．
⑦ 記録……モニタリング及び修正処置の記録と保管の方法を記載します．

## 3.8 HACCP プラン（CCP 整理表）の作成方法は？

**表 3.5　HACCP プラン（CCP 整理表）の事例**

| 製品の名称：ハンバーグ | | |
|---|---|---|
| CCP No. | | CCP 1 |
| ハザードが発生する工程 No. | | 焙焼機による加熱工程 No.30 |
| ハザード | | 有害微生物の残存 |
| ハザードの発生要因 | | 加熱工程の管理不良による加熱温度と時間の不足 |
| 防止処置 | | 加熱温度と時間の管理を徹底 |
| 管理基準 | | 製造基準：雰囲気温度○○℃で 15 分の焙焼（加熱後の中心品温：75℃以上） |
| モニタリング方法 | 何を | 焙焼機の加熱温度と時間及び焙焼後の中心温度 |
| | どのように | ・焙焼機の制御盤に表示される焙焼温度と通過時間を目視で確認する．<br>・焙焼後の製品中心温度をサーミスタ温度計を用いて測定する． |
| | 頻度 | ・焙焼温度と時間：生産開始時と 1 時間ごと（併せて連続温度記録計にて 3 分ごとに自動測定）<br>・中心温度：1 時間ごとに測定 |
| | 誰が | 製造ラインのモニタリング担当者 |
| 修正処置 | | 【製造ラインの停止と不適合品の区分】<br>・管理基準を逸脱したことが確認されたら，成型機を止めて温度の低下もしくは時間が不足したと推定される時間帯を特定し，該当するロットの製品を製造ラインから排除する．排除した製品は，正常品と混ざらないように所定の容器に取って区分した上で，保管する．<br>・モニタリング担当者は，ハンバーグ係の係長に報告し，指示を受ける．<br>【原因の究明と稼働の再開】<br>・温度の低下及び時間不足となった原因を究明し，原因となった問題を解決した上で製造ラインの稼働を再開する．稼働の再開は，係長が製造課長の指示を受けて行う．<br>【不適合品の処置】<br>・排除した不適合ロットの処置については，製造課長が品質課長及び工場長に報告した上で指示を受ける．必要とされる場合は，細菌検査（一般生菌数，大腸菌群）を行う．<br>【処置の報告と承認】<br>・実施した修正処置について，製造課長と品質管理課長は工場長に報告し，承認を得る． |
| 検証方法 | | ・品質管理課のライン QC 担当者が，モニタリング記録の確認と焙焼後の中心温度を測定し確認する．<br>・自動温度測定装置とサーミスタ温度計は，6 か月に 1 回の頻度で精度の確認と校正を行う．<br>・加熱時間は，ストップウォッチを用いて測定し，基準の時間であることを確認する．<br>・最終製品の細菌検査（一般生菌数，大腸菌群，ブドウ状球菌，サルモネラ属菌）を行う（製品検査規程を参照）． |
| 記録文書名<br>記録文書内容 | | ・ハンバーグ係工程チェックシート：焙焼機の温度と時間及び加熱後の中心温度<br>・工程トラブル報告書：基準を逸脱した原因と修正処置及び不適合品の処置<br>・測定機器の構成記録表：制御盤の温度計，サーミスタ温度計の構成記録 |

## 3.9 HACCP 総括表の作成方法は？

　HACCP 総括表は，製造工程において管理すべき事項を総括して一つの表にまとめたものです．

　HACCP プラン（CCP 整理表）は，製造過程の重要管理点（CCP）やオペレーション PRP（OPRP）について，その管理の手順を整理したものですが，実際の生産活動においては CCP や OPRP 以外の管理事項（一部の前提条件プログラム）も含めた製造過程で管理すべき事項を総括的に整理したものが必要となります．

　Codex の HACCP ガイドラインではこの総括表の作成を求めていませんが，厚生労働省が定めた"総合衛生管理製造過程"では，"HACCP 総括表"として作成することになっています．

　前述したように製造過程の管理は，CCP や OPRP の管理のみに限定できないので，この HACCP 総括表を作成することによって製造工程の全般において何をどのように管理したらよいかが明確になり，製造現場の管理で実際に使用する頻度の高い文書となっています．

　HACCP 総括表の記載方法は，次の管理事項について記載しますが，基本的には HACCP プランと同様の記載内容となります．

① 危害が発生する工程……原材料の受入れから製品の出荷に至るまでの工程で，危害の発生の可能性がある工程について記載します．

② 危害の原因物質……ハザード分析の結果，明確にされた危害の原因となる物質を記載します．危害の原因となる物質については，生物学的危害，化学的危害，物理的危害に区分して記載することになります．

③ ハザードの発生要因……ハザードがどのような要因（原因）で発生するかを記載します．

④ ハザードの防止処置……特定された危害をどのように防止もしくは制御するかについて記載します．

⑤ 管理の区分……CCP，OPRP もしくは PRP と区分される管理事項をど

## 3.9 HACCP 総括表の作成方法は？

の管理区分で管理するのかについて示します．

⑥ 管理基準……危害を防止するための管理事項について，逸脱してはならない管理基準（CL）を設定し記載します．管理基準は，前述したとおりできるだけ数値化することが重要です．

⑦ モニタリングの方法……モニタリングリングの方法については，"何を""どのように""頻度""誰が"を記載しますが，事例としては，温度の測定，塩素濃度の測定，目視検査などの具体的なチェック方法とその頻度，モニタリング担当者を記載します．

⑧ 修正処置の方法……モニタリングの結果，管理基準からの逸脱が確認されたら迅速かつ適切に修正処置を実施しなければならないので，その方法について記載します．

⑨ 検証方法……CCPと特定し管理する事項については，その管理が適切に行われているかを検証する必要があるので，その検証の方法について記載します．

⑩ 記録文書名と内容……モニタリングや検証の結果について記録，報告書などを作成しますが，関連する文書名と内容を記載します．

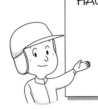

HACCP総括表に記載されるべき事項
① 危害が発生する工程　⑥ 管理基準
② 危害の原因物質　　　⑦ モニタリングの方法
③ ハザードの発生要因　⑧ 修正処置の方法
④ ハザードの防止処置　⑨ 検証方法
⑤ 管理の区分　　　　　⑩ 記録文書名と内容

製品の名称：ハンバーグ

| 危害が発生する過程 | 危害の発生要因 | 危害の原因発生要因 | 防止処置 | CCP | 管理基準 | モニタリング方法 | | | 修正処置方法 | 検証方法 | 記録文書名 |
|---|---|---|---|---|---|---|---|---|---|---|---|
| 原料受入れ | 生物的（有害微生物汚染）、化学的（抗生物質、農薬）、物理的（金属、石、ガラス） | 原料由来 | 受入れ時のチェック、納入業者の証明書 | PRP | 原材料受入れ基準による | 原材料管理マニュアルによる | ○ケース／ロット | 原材料受入れ担当者 | 原材料管理マニュアルによる | | 原材料受入れ検査表 |
| 原料解凍・保管 | 生物的（有害微生物の増殖） | 原材料の保管不良 | 解凍温度、保管温度、時間の管理 | PRP | 解凍温度（室内）：−2〜5℃<br>蓄積冷蔵庫：0〜5℃<br>野菜冷蔵庫：5〜10℃<br>副原料保管庫：30℃以下 | サーモスタット温度計<br>自動温度記録 | 1回／ロット<br>○時間 | 冷凍機担当者 | 冷凍機の調整<br>原材料の検品 | | 自動記録<br>冷凍機管理日報 |
| 原料処理 | 物理的（金属異物） | 原料由来 | 金属検出機による原料異物の除去 | PRP | Fe：○φ、SUS 304：○φ | 金属検出機による原材料のチェック | 全数 | 原材料担当者 | 排除品は再検査・処分 | | 原材料異物報告書 |
| | 物理的（金属異物） | 原料処理機械の破損 | 原料処理機械の定期的点検 | PRP | 原料処理機械に破損がないこと | | 始業時、稼働時○時間ごと、終業時 | 原材料処理担当者 | 該当ロット製品の出荷止め | | 原材料機械の点検表 |
| 混合 | 物理的（ガラス、石等） | 原料投入時の異物混入 | 目視でチェック | PRP | ガラス、石等の混入がないこと | 目視検査 | 1mixごと | 原材料処理担当者 | 不使用→同ロット返品 | | 工程異物報告書 |
| | 物理的（石等の混入） | 原料投入時の異物混入 | 目視でチェック | PRP | 石、床材等の混入がないこと | 目視検査 | 1mixごと | 原材料処理担当者 | 不使用→同ロット返品 | | 工程異物報告書 |
| 成型 | 生物学的（有害微生物の増殖） | 混合後仕掛品の温度、保管不良 | 保管温度、時間の管理 | PRP | 成型後の品温：○〜○℃に使用、1時間以内に使用 | サーモスタット温度計 | 1回○時間 | 成型担当者 | 温度上昇の場合、冷蔵庫で肉温調整 | | 成型工程チェック表 |
| 焙焼 | 生物学的（有害微生物の残存） | 加熱工程の温度、時間管理不良 | 加熱温度、時間の管理 | CCP1 | 焙焼温度：○〜○℃<br>焙焼時間：○〜○分<br>加熱後の品温：○℃以上 | 操作盤の計器<br>操作盤の計器<br>サーモスタット温度計 | 1回／時間<br>1回／時間<br>1回／時間 | 加工担当者<br>製造技術担当者<br>加工担当者 | 加熱不足品は検査後、廃棄処分 | チェック記録の確認：焙焼温度・時間の再確認<br>中心温度の再確認<br>温度計の精度確認 | 焙焼工程チェック表<br>自動温度記録<br>品温度チェック表 |

## 3.9 HACCP 総括表の作成方法は？

| 工程 | 危害 | 発生要因 | 管理手段 | CCP/PRP | 管理基準 | モニタリング方法 | モニタリング頻度 | 担当者 | 改善処置 | 検証 | 記録 |
|---|---|---|---|---|---|---|---|---|---|---|---|
| 凍結 | 生物学的（洗浄不良による有害微生物の二次汚染） | 不適切な方法による洗浄の不良 | 洗浄マニュアルに従った洗浄 | PRP | 大腸菌群（−） | 拭取り検査 | 洗浄終了時 | 衛生検査担当者 | 洗浄方法の確認、徹底 | | 工程衛生検査報告書 |
| 包装 | 物理的（金属異物） | 製造機器の破損、部品の欠落 | 金属検出機による金属異物の除去 | CCP2 | 金検 Fe：○φ，SUS 304：○φ | 金属検出機による製品のチェック | 全数（1パックごと） | 包装担当者 | 排除品は金属検出機で再検、金属異物確認後、すべて廃棄。テストピースが排除されない場合、金検異常時の他の製品を区分けし、正常な金検まで全数を再検査 | テストピースによる作動確認、チェック記録の確認、金検メーカーによる定期点検 | 金検排除品チェック表、金検メーカーによる定期点検の記録 |
| | 生物学的（洗浄不良による有害微生物の二次汚染） | 作業者の不適切な機器の洗浄 | 洗浄マニュアルに従った洗浄 | PRP | 大腸菌群（−） | 拭取り検査 | 洗浄終了時 | 衛生検査担当者 | 洗浄方法の確認、徹底 | | 工程衛生検査報告書 |
| | 生物学的（手指からの有害微生物の二次汚染） | 作業者の不適切な手洗い | 手洗いマニュアルに従った手指洗浄 | PRP | 大腸菌群（−） | 拭取り検査 | ○回/日 | 衛生検査担当者 | 手洗い方法の確認、徹底 | | 作業手指衛生検査報告書 |
| 保管 | 生物学的（有害微生物の増殖） | 保管時の不適切な温度による解凍、食品温の上昇 | 冷凍保管庫の温度管理 | PRP | 保管温度：−25℃以下 品温：−18℃以下 | 自動温度記録 サーミスタ温度計 | 1 回/○分 | 冷凍機担当者 | 冷凍機の調整 製品の検品、衛生検査 | | 自動記録 冷凍機管理日報 |
| 出荷 | 生物学的危害（有害微生物の増殖） | 出荷時の不適切な温度による解凍、食品温の上昇 | 出荷時の温度管理 | PRP | 製品フラットホームの室温：10℃以下 室温潤度：20分以内 | 室温計 サーミスタ温度計 | 1 回/○時間 | 出荷担当者 | 空調機の調整 製品の検品、衛生検査 | | 室温管理表 |

図 3.11 HACCP 総括表（事例）

# 第 4 章　HACCP システムによる管理の事例

　これまで HACCP システムの基本的なことについて解説してきましたが，ここで実際にはどのように管理がなされるのかを調理冷凍食品の事例で具体的にお話します．

　事例は原材料の受入れから製品の出荷に至るまでの過程に沿って，製造過程ごとに解説します．

　製造過程における管理の話の前に，ハザードとリスクの関係についてお話しします．

　ハザードというのは，すべての原材料や加工工程に共通して存在するもので，例えば鶏肉に付着しているカンピロバクターは，通常どの鶏肉にも少なからず付着していることが多いと言えます．問題は，このカンピロバクターに対する管理の仕方（レベル）によって，A 社ではそのことがリスクになり，B 社ではリスクにならないという違いがあることです．重要なことは，ハザードをリスクにしないように管理を徹底するということです．

　また，リスクというのは図 4.1 のように製造工程の各段階で変わってきます．例えば，原料豚肉の微生物によるリスクは，下処理時の温度管理不良により肉温が上昇することにより有害微生物が増殖しやすくなります．しかしながら，その後の加熱工程では，加熱温度を適切に行うことによりリスクは大きく低減します．

　このようにリスクは工程ごとに変わってくるので，どの工程でリスクが上昇し，どの工程で低減するのかをしっかり把握しておくことが重要です．

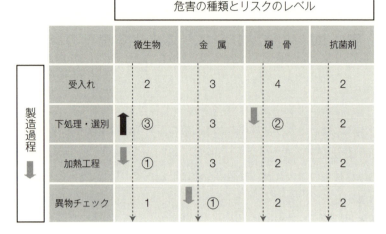

図 4.1　リスクマップの作成事例（豚肉）

## 4.1　原材料の管理

一般的に原材料の管理は，前提条件プログラム（PRP）として位置付けられています．

当然のことですが，"品質の良い製品を作るためには，品質の良い原材料が不可欠"です．品質の悪い原材料で良い製品ができるわけがありません．そこで，原材料の管理は安全な製品を製造するための重要な第一歩となります．

**（1）　原材料の購入，受入れ管理**

原材料の購入決定や受入れ時（納入時）の検査は，原材料の種類（主原料，副原料など）によって対応が異なります．また，同じ主原料であっても農産物，畜産物などカテゴリーの違いや冷凍品やチルド品など保管温度の違いでも管理の方法が異なってくるので，これらの点に留意する必要があります．

ある程度のロット単位でまとめて購入される冷凍畜肉の場合は，次のような手順で管理を行いますが，そのポイントについてお話します．

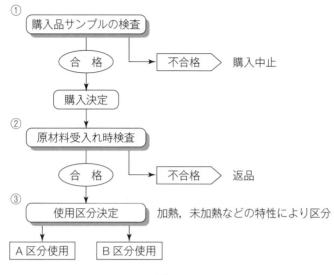

**図 4.2**

＜管理のポイント＞
(a) **どのような検査をすればよいか？**　――**検査項目の決定**

　原材料検査の目的は，原材料に由来するリスクを防止することにあります．そこで，検査の項目は，原材料の特性に関連するリスクにより決定されます．

　ハンバーグの場合では，畜肉では牛肉，豚肉を，野菜では玉ねぎを，副原料ではパン粉や調味料などが使われます．

　健康危害の生物学的危害の防止として，細菌検査を行います．畜肉では，一般生菌数，大腸菌などの衛生状態の指標となる細菌に加え，黄色ブドウ状球菌やサルモネラ属菌などの有害微生物が対象となります．また，場合によっては腸管出血性大腸菌（O157）なども対象となります．

　物理的危害では，異・夾雑物について目視検査を行います．特に問題になるのは，危険異物ですが，畜肉では骨抜き時の処理不十分で残った硬骨や処理工程で混入する可能性があるサビや機器の削れによる金属片が，野菜では石，ガラス片，金属片などが対象となります．

また，健康危害には直接的に関係しませんが，消費者苦情の対象となる毛髪，獣毛や畜肉の筋などの夾雑物についても併せて検査するのが一般的です．

化学的危害として，畜肉の抗生物質の残存や野菜の残留農薬などが対象となりますが，これらの検査については，一般的に自社での検査が難しいため，納入業者が提出する公的検査機関などの分析証明書で対応することになります．

さらに，原材料の鮮度は製品の品質に大きな影響を与えますが，目視や官能検査によりチェックします．具体的項目としては，形状，食感，香味，色調などになります．

(b) 検査の抜取サンプルの量や頻度と検査の方法は？

検査の抜取サンプルの量や頻度は，検査結果の信頼度に大きく影響するので，原材料の種類による特性を十分考慮し，適切なサンプル量と頻度を決定することが重要です．

具体的には，ロット内での品質のバラツキや検査合格率などの過去のデータより決定することになります．言い換えれば，想定されるリスク発生の頻度やその発生した場合の重篤度により決定されるということです．ここで，大切なことは現状におけるリスク評価をしっかり実施しておくということです．

検査の方法は，微生物検査や理化学的検査については公定法による検査を原則としますが，実務上は検査時間や設備の関係から簡易法で行うことも可能です．ただし，この場合は公定法と簡易法の結果の相関について把握しておくことが必要です．

また，目視や官能検査では，検査を実施する人によって結果のバラツキが出ないよう，検査方法についてルール化し，さらにマニュアルを作成することにより統一的な手法で行う必要があります．

異物検査の例でお話すると，欠点となる異物や夾雑物の種類，大きさ，形状などについて，またチェックに要する時間についても一定の時間を定めておき，検査精度のバラツキがないよう考慮します．

(c) 管理基準の設定方法は？

原材料の管理基準（受入れ基準）は，その該当する原材料の特性によって異

なるので，前述したリスク評価を十分に行い，設定することが重要です．

一般的には，食品衛生法や業界でのガイドラインなどがある場合は，それらを参考に安全率を考慮した基準とします．例えば，食品衛生法の基準で一般生菌数が300万個/g以下とすると，製造過程での増殖などを考慮し，安全率を考慮した上で10万個/g以下というふうに，根拠を明確にして設定します．危険異物などについては，該当する異物が健康危害を及ぼす恐れのある大きさや硬さなどを考慮して設定します．

基準の策定に当たって留意すべきことは，購入者側が一方的に決定し，納入業者に押し付けるのではなく，双方が十分に協議し，実施可能な基準を合意の上で決定することです．このことにより，策定された基準が遵守されることになります（守られる基準，守れる基準の設定が重要）．

**(d) 結果を適切に判定するには？ ——結果の判定**

検査された原材料が使用できるかの可否について，適切な判定が重要となります．適切な判定をするためには，できるだけ数値化し，客観的に判断できるようにする必要があります．

また，数値化が困難な官能検査などについては，言葉での表現だけでなく写真やイラストなどによりわかりやすくする工夫も必要です．官能検査は，主観による判定となるので，適切な判定ができる経験者によって実施する必要があります．

これらの検査結果を基に使用の可否を判断することになりますが，購入ロット内での品質のバラツキが大きい原材料（畜肉，野菜の異物検査など）については，該当するロットの抜取検査の結果だけで判定すると，必ずしもロット全体の状況を正確に把握していることにはなりません．そこで，該当するロットの単一的な情報ではなく，過去に実施した検査履歴により納入業者の管理状況を傾向値として捉え，総合的に判定することが必要です．

例えば，豚肉の検査で硬骨が発見されたとします．豚肉の硬骨については，1個が発見されればそのロットのすべてに混入していると必ずしも言えません．そこで，この納入メーカーの過去の履歴を調べ，単発的に混入していたの

か，過去にも数回の混入の事実があったのかを総合的に考慮し，前者であれば改善警告の上で使用とし，後者であれば返品処置とします．ただし，生物的危害や化学的危害による欠点は，傾向値で判定することに問題があり，検査のサンプル中1検体でも欠点があれば，返品とすべきでしょう．

また，パン粉や調味料などのようにロット内での品質のバラツキが少ないものについては，該当するロットの抜取検査の結果のみで判定することが可能です．

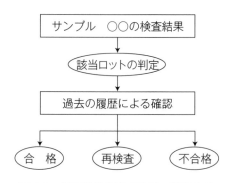

**図 4.3** 原材料受入検査結果の判定方法

(e) 検査結果のフィードバック——PDCA を回す

購入時や受入れ時の検査結果について，単に検査が済んだら社内の関係部署に報告するだけでなく，PDCA サイクルを回すためには，その結果を原材料業者にフィードバックすることが，原材料の品質の安定，向上に有効です．

原材料業者に検査結果をフィードバックすることにより"当社は原材料の品質に常に目を光らせていますよ"といった牽制の効果があるとともに，原材料業者自身もこの結果により改善を必要とする場合の参考資料となり，改善を行った後の原材料ロットであれば，その改善が有効であったかの検証にもなります．

フィードバックの頻度は，該当する原材料の購入頻度や特性及び過去の検査履歴などにより，定期的にまとめてデータ送付するか，検査の都度送付するのかを決定します．

### (f)　不良原材料発生時の通知と原因追究

受入れ時の検査や原材料の処理時に重大な欠陥（危害異物の混入，腐敗・変質などの品質不良及び規格の間違いなど）が認められた場合は，直ちにその状況を原材料業者に通知します．原材料業者には，欠陥を含む恐れのあるロットの範囲とその原因及び対策について調査し，報告することを求めます．

これらの処置は，初期処置（欠陥ロットの範囲，原因，暫定処置など）と恒久処置（その欠陥が再発しないための是正処置）とに区分して対応することが必要です．初期処置については，できるだけ早い対応と処置を求めますが，これで終わりにすると再発の可能性がありますから，きちんとした是正処置を行い，歯止めをしておくことが重要です．また，これらの経過については，記録として文書に残し，その後同様な問題が生じたときの参考資料として役立てます．

原材料入荷時チェック表

| 原材料名 | 冷凍 豚正肉 | | | 規格 | 20kg | | | 業者名 | ○○畜産(株) | |
|---|---|---|---|---|---|---|---|---|---|---|
| 検査内容 | | | | | 検査項目 | | | | | |
| 入荷日 | 入荷量 | 検査量 | 表示内容 | | 包装材 | 入荷時 | 官能検査 | | 異物・夾雑物検査 | | |
| | | | 日付 | ロット | 容器 | 品温 | 外観 | 香味 | 重欠点異物 | 軽欠点異物 | 夾雑物 |
| ○○○○ | 100cs | 2cs | ○○○○ | 047 | 4 | -20℃ | 4 | 4 | 0 | 0 | 4(獣毛) |
| | | | ○○○○ | 113 | 4 | -18℃ | 4 | 4 | 0 | 0 | 4(獣毛), 2(骨) |
| ○○○○ | 50cs | 1cs | ○○○○ | 008 | 4 | -21℃ | 3 | 4 | 0 | 0 | 0 |
| ○○○○ | 50cs | 1cs | ○○○○ | 010 | 4 | -18℃ | 4 | 4 | 0 | 1(紙片) | 3(獣毛) |
| ○○○○ | 50cs | 1cs | ○○○○ | 012 | 3 | -18℃ | 4 | 4 | 0 | 0 | 2(獣毛) |
| | | | | | | | | | | | |
| ○○○○ | 50cs | 1cs | ○○○○ | 213 | 4 | -18℃ | 4 | 4 | 0 | 0 | 0 |
| ○○○○ | 50cs | 1cs | ○○○○ | 058 | 4 | -23℃ | 4 | 4 | 1(人毛) | 0 | 1(骨) |
| ○○○○ | 100cs | 2cs | ○○○○ | 037 | 4 | -19℃ | 4 | 4 | 0 | 0 | 5(獣毛), 1(骨) |
| | | | ○○○○ | 114 | 3 | -18℃ | 4 | 4 | 0 | 0 | 3(獣毛) |
| ○○○○ | 50cs | 1cs | ○○○○ | 068 | 4 | -20℃ | 4 | 4 | 0 | 0 | 2(獣毛), 2(骨) |
| ○○○○ | 100cs | 2cs | ○○○○ | 077 | 4 | -20℃ | 4 | 4 | 0 | 0 | 0 |
| | | | ○○○○ | 014 | 3 | -20℃ | 4 | 4 | 0 | 0 | 6(獣毛) |

**図 4.4**　原材料受入時の検査チェックシートの例

### (2)　原材料業者の管理指導

原材料の管理では，購入時や受入れ時に検査するだけでなく，畜肉や野菜類のように製品の品質に大きな影響を及ぼす原材料については，原材料業者への直接的管理指導が重要です．具体的にどのように管理指導すればよいかをお話

します．

(a) 管理レベルのランク付けによる管理

原材料の購入時及び受入れ時の検査結果を履歴としてデータベース化します．この履歴には，検査の合格率や欠点の内容などが記録されますが，この履歴により対象とする原材料業者をランク付けします．例えば，Aランクは良好，Bランクはおおむね良好，Cランクは改善が必要，Dランクは取引停止などと位置付けします．

このランク付けにより，管理指導をB及びCランクにシフトし，より効率的な管理を行うことができるし，原材料業者もランク付けにより自社の管理レベルが明確になり，よりランクアップのための努力の動機付けとなります．

また，ランク付けの根拠となる検査データは，必要に応じて原材料業者にフィードバックし，何が改善を必要とする事項であるかを理解してもらいます．

(b) 原材料業者の現地指導

前述のランクでB及びCランクとされた原材料業者に対しては，その改善指導が必要となりますが，Bランクについては改善依頼を行い，業者の自主的改善取組みを求めます．また，Cランクについては現地指導を実施する必要があります．具体的には，現地工場の管理状況を所定のチェックシートでチェックし，問題点を見つけ出します．

チェックに当たっては，過去の検査データにより該当する工場が抱える課題を整理し，その課題に沿った形でチェックするのが効果的です．チェックの結果，問題点として明確にされた事項についてどのように改善を行うのか，その方法，スケジュールなどについて改善の実施計画書を作成，提出の上，改善に取り組んでもらいます．

現地指導の留意点として，ユーザーと原材料業者は運命共同体であるという意識を大切にしつつ，共同作戦で行います．また，畜肉や野菜類の業者には中小規模の企業が多く，独力での改善が難しいこともあるので，知識や技術面での支援を必要とし，この支援により改善のスピードアップが期待されます．

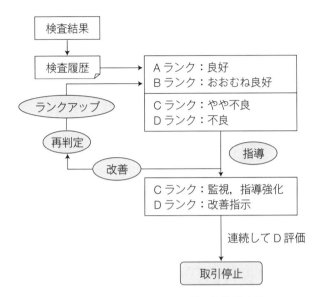

図 4.5　ランク分けによる効果的指導方法

## 4.2　原材料処理工程の管理

### (1)　保　管

原材料の保管温度の管理は，微生物の増殖を防止する上で大変重要です．

一般的に微生物の増殖は，図 4.6 に示すように細菌数が $10^3$ くらいまでは増殖のスピードがゆっくりであまり増殖しない期間を経て，$10^4$ くらいから急速に増殖していく対数増殖期に入ります．10℃と 30℃の保管温度ではこの対数増殖期に入るまでの期間に大きな相違が生じてきます．微生物を増殖させないためには，いかに対数増殖期に入らないようにするか，すなわち，いかに原材料を低い温度で保管するかが重要です．

特に，製造工程中に加熱工程がない食品については，生物的危害の CCP となる場合があります．

保管温度は原材料の種類や特性によって異なりますが，一般的に水産・畜産

第4章　HACCPシステムによる管理の事例

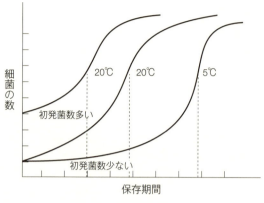

図 4.6　細菌の増殖モデル

物は0～4℃，農産物は低温障害のある物を除いて0～10℃での保管が適切な温度と言えます．

原材料の保管では生物的危害のみでなく，健康危害とは直接的に関連しませんが，農産物は乾燥による変質防止のための湿度の管理や，生パン粉などはでん粉の老化防止のための5～10℃での管理など，品質の劣化にも考慮して温度設定を行うことが必要です．

また，当然のことですが，温度管理と併せて入庫したモノの"先入れ，先出し"の管理徹底が重要です．

＜冷凍庫や冷蔵庫の温度管理で留意すべきこと＞
・冷凍庫は-18℃以下，冷蔵庫は食肉，魚介類などでは4℃以下，野菜などでは10℃以下で保管する．
・冷気を逃がさないように，扉の開閉は迅速にし，無駄な開閉はしない．
・冷気が回りにくくなるので，中にモノを詰めすぎない．
・庫内温度計を設置して，1日数回温度チェックを行い，記録しておく．また，温度計のセンサーの位置に注意し，できるだけ

庫内の中央付近で測定するように設置する．
・温度計は，適切な精度であるか確認し，温度表示部は庫外の見やすい位置に設置する．

### （2） 解　凍

　加工品の製造に使用される畜肉や魚介類の原材料は，そのほとんどで冷凍品が使われています．このため，解凍の工程が必要となりますが，解凍の工程で重要なことは，個体間でのバラツキを極力少なくして所定の品温まで昇温させることです．また，解凍中の品温は最大氷結晶生成帯である$-2$〜$-5$℃の温度帯を通過するのに，最も時間を要します．最大氷結晶生成帯の通過時に畜肉などではドリップが流出しやすくなるとともに，この温度帯はある種の酵素活性が進みやすい温度帯でもあるので，できるだけ速やかにこの温度帯を通過させることが重要です．

　解凍終温をどの程度の温度にするかは，原材料の種類，使用目的及び解凍方法などによって異なりますが，解凍工程での不適切な作業は，生物的危害（有害微生物の増殖）の原因となるので，適切な管理が必要です．特に，生食用の魚介類などでは，この工程が CCP となるケースが多くあります．

### （3） 原材料処理工程での異・夾雑物の除去と混入の防止

#### （a） 異・夾雑物の除去

　原材料に由来する危害異・夾雑物としては，畜肉類や水産物で骨の残存や金属異物の混入，農産物で石，ガラスなどの混入があります．これらの防止のためには，原材料メーカーの加工処理段階でしっかりと管理されることが第一ですが，現実には管理不十分で異・夾雑物の混入・残存がある原材料が入荷し使用された結果，歯が欠けてしまうなどの食品事故が発生することがときどきあります．実のところ，食品メーカーで一番頭を悩ましていることが，この異物混入対策なのです．食品の種類にもよりますが，異物混入クレームの多くが原材料由来の異・夾雑物であるのが実態です．この管理の多くは，前提条件プログラム（PRP）として管理されることになります．

異・夾雑物の除去には，金属検出機などの装置を使用しての除去と，人の目による目視でのチェック・除去の二とおりの方法があります．

　原材料を対象とした異物除去の装置も，機器メーカーなどの研究開発により進歩してきました．とはいっても，やはりその対象とする原材料の選択や設置する方法など，機器の特性を十分理解してその性能が発揮されるよう考慮することが重要です．工場の改善指導で出向いたときよく目にするのが，最新式の検出機器を設置しているのに，担当者が肝心の機器の特性を十分に理解しないまま使用しているため，その性能が発揮されていないケースです．

　困ったことに，担当者は，知識不足を認識していないため，その検出機器に信頼を置いており，使用方法の問題があることに気が付いていないことです．

　HACCPで対象とする物理的危害となるモノに，金属，石，ガラスなどの危害異物がありますが，これらを除去する機器に関わる留意点についてお話しましょう．

　まず，金属異物の場合です．畜肉の検査では解凍工程前の開梱時に金属検出機でチェックするケースが多いのですが，牛肉や豚肉では10～20 kgの大きな包装サイズの原料が多いため，ケース単位でのチェックでは高感度での検出を期待することはできません．少なくとも5 kg程度以下でチェックすることが望ましいのですが，その場合もできるだけ感度の良い冷凍の状態で装置にかけること，さらにテストピースによる金属検出機の作動チェックと調整を適切な頻度で行うことが重要です．

　次に，石やガラスの場合です．X線異物検出機が性能の向上，価格の低下に伴い，かなり普及してきました．X線異物検出機は，石，ガラス，骨，硬質プラスチックなど，金属検出機では検知できない異物に対して有効です．混入している状態にもよりますが，2～3 mm程度の異物を検出することが可能です．

　ただし，X線異物検出機は，モノの比重によってX線の透過度が異なることを原理として異物を見つけ出す仕組みのため，泣き所として大型のサイズのモノや内容物の比重のバラツキが大きいモノ（脂身の比率が多い畜肉など）については，検出能力が期待できず，20 kgを超えるような大きなサイズの畜肉

などにはあまり有効とは言えません．

　米飯類の製造工場では，米由来の異物として石，ガラスなどが問題となります．除去装置として石抜き機や色彩選別機による検出，除去が行われています．これらの装置を使用する場合，装置にかける量を適切な流量に管理しなければ，有効な除去が期待できません．

　これまで装置を使用しての異・夾雑物の除去についてお話してきましたが，現状では設備投資の経費，そして原材料が天然物であることや機器の特性の問題から，まだまだ目視によるチェック・除去が主体となっています．目視によるチェックは，野菜やエビなどにおける洗浄後の異・夾雑物のチェックや畜肉の骨や獣毛のチェックなどで多く行われますが，チェックする者に対する適切な検査手法のトレーニングや照明などの検査環境の整備が重要です．

　これらのチェック結果については，原材料処理チェックシートに整理，記録し，後工程での管理や今後の原材料購入に活用します．

**（b）原材料処理工程での異物混入**

　原材料処理工程での異物混入では，製造に使用する機器の管理不十分による金属異物の混入が多いと言えます．具体的には，畜肉のカッターやチョッパー及び野菜スライサーなどの刃の欠損やそれらの機械の部品（ねじなど），そして機械の摩耗などによる削れ片などがあります．サイズの大きいものについては，その後の工程における金属検出機による検出が可能ですが，欠損や削れ片はサイズが小さいため検出するのが難しいのが実情です．

　このため，混入したモノを検出，除去するという考えではなく，混入させないという考えを基本として，機器の整備や始業前，稼動時，終業時に機器の欠損や部品の欠落がないかを点検するTPM（機器の予防保全）活動が重要です．

## 4.3　加工工程の管理

　加工工程の管理のポイントは，製造する食品の特性，特に加熱工程の有無などによって異なりますが，一般的には具材などの加熱調理と冷却の温度，加熱

殺菌工程の加熱温度と時間の管理などが重要であり，CCPとなるケースが多いと言えます．ここでは，加工工程での代表的な管理事項について管理のポイントをお話します．

## （1）加熱調理の管理

調理加工品では，ソースや具材を加熱調理して使用するケースが多くあります．例えば，クリームコロッケのベシャメルソースや春巻きの具材，ポテトコロッケのばれいしょ，ひき肉と野菜の炒めなど数多くの加熱調理があります．この加熱調理の工程では，加熱の温度と時間，そして調理後の品温がモニタリングの対象となりますが，その後の工程に加熱殺菌工程がない場合，CCPとなるケースがあるので，重要な管理事項と言えます．

加熱温度と時間については，加熱装置に設置された温度計及び時計によってモニタリングされますが，ときどき見受けられるケースに精度が低い温度計を用いたり，時間の管理を機器に付属したタイマー任せにしていたりしていることがあります．モニタリングに使用する温度計は，校正された適切な温度計を使用しなければなりません．また，時間の管理についてもタイマー任せにせず，タイマーが正しく作動しているかを定期的に確認する必要があります．

加熱後の品温の測定は，サーミスタ温度計を使用する場合が多いと言えますが，測定方法（測定の位置など）によって結果のバラツキが出ないよう常に定められた方法で実施する必要があります．

加熱調理された具材などは，一般的には冷却した上で使用しますが，この冷却の工程を適切な方法で行うことが重要です．特に，真空冷却機などの設備を使用せず冷蔵庫などでバッチ的に冷却する場合は，十分な注意が必要です．具体的には，調理加熱釜から取り出した加熱後の具材は，冷却効果を考慮した適切な量に小分けされ，粗熱を取った上で冷蔵庫に入れなければなりません．ときどき見かけるケースで，まだ湯気が出ている温かいままの状態や小分けした具材の容器を風の当たりが悪い重ね方で積み重ね，そのまま冷蔵庫に入れてしまうことがありますが，これでは十分な冷却が行えず，微生物の増殖の原因となります．また，冷蔵庫に入れた具材（仕掛品）の保管管理も併せて重要とな

ります．

### (2) 加熱殺菌工程の管理

　調理冷凍食品の製造過程では，その商品の特性により，いろいろな加熱殺菌の工程があります．具体的には，ハンバーグの焙焼工程，しゅうまいやギョーザの蒸し工程，プレフライ類の油ちょう工程などがあげられますが，いずれも生物学的危害の重要管理点（CCP）となります．

　加熱殺菌の工程では，加熱温度・時間と加熱後の品温が管理項目となり，その管理基準は危害の要因となる有害微生物が死滅する温度と時間を事前に調査するとともに，実際に使用する設備で基準の妥当性の確認を行い，管理基準の根拠を明確にしておく必要があります．

　また，そのモニタリングは，連続ラインにおいては自動温度記録計での連続的な測定・記録が，バッチ的ラインではバッチごとの測定・記録を行いますが，加熱機器に設置された温度計などはクルイが生じる場合があるので，定期的に校正を実施し，測定値の誤差が生じないようにします．さらに，管理基準の逸脱があった場合を考慮し，逸脱時に作業担当者に逸脱したことを知らせる警告灯やブザーなどの設置が必要ですが，特に連続ラインでは逸脱時の該当ロット区分が不明確になりやすい可能性があるので，製造ラインが自動停止し処置すべきロットが明確に区分できるシステムにすることが望ましいでしょう．

　逸脱が発生すれば，該当するロットを明確にし，正常品と区分するとともに，その原因（加熱機器の蒸気圧やガス圧の低下，ライン投入量の許容量オーバーなど）を調査し，適切な修正処置をとることが重要です．逸脱の原因，実施した修正処置の内容，該当ロットの処置などについて事故発生報告書に記録し，関係者に報告して，逸脱による事故の再発防止に努めます．

### (3) 衣付け工程の管理

　調理冷凍食品のフライ類やコロッケ類などで，衣付け後に加熱工程（油ちょう工程）を経ないノンフライ製品については，衣付け工程での生物的危害の防止が重要な管理事項となります．危害の要因としては，衣に使用する生パン粉の保管中における有害微生物の増殖や衣付け用バッターの調製，使用時におけ

る有害微生物の増殖などがあげられます．

　生パン粉は，一般的に使用されているドライパン粉と異なり水分量が高いため，有害微生物が増殖しやすい原材料となります．そのため，入荷してから使用するまでの保管における温度と使用期限の遵守が重要となるので，受入れ後は低温室で保管することが必要です．また，併せてパン粉の受入れ時における管理（水分量の測定など）を徹底しておくことが必要です．

　バッターリングの工程は，バッターの特性上，有害微生物が増殖しやすい工程です．危害の要因としてバッターミックスそのものが汚染されている場合や，バッターミキサーやバッターラーの洗浄殺菌が不十分で有害微生物が残存し，バッターの調製時や使用時に二次汚染される場合がありますが，これらは前提条件プログラムであるSSOP（衛生管理作業標準）で管理されます．

　CCPとなる要因としては，調製後のストレージタンクでの保管中もしくは使用中の温度管理が不十分なことによる有害微生物の増殖があげられます．特に，室温が高い加工場内での長時間放置や中種が温かいままで衣付けされる工程では，バッターの品温が大幅に上昇し，有害微生物の増殖が顕著になるので，バッターの基準温度を管理基準（CL）として設定し，温度管理を徹底することが重要です．具体的には，チラー水の使用やストレージタンクの冷却（ジャケットに冷却用の氷を入れる）などによって，温度の上昇を防止します．

　連続式の衣付けラインでは，成型後連続的に衣付けされますが，小規模の生産ラインの場合，成型と衣付けがバッチ的に行われることが多く，成型される前の中種が温度上昇し，有害微生物が増殖する場合があります．特に，中種を混合するミキサーと成型機の能力のバランスが悪い場合は，中種の滞留が起こるので，ラインバランスの調製と中種の低温での保管管理の徹底が重要です．

**(4)　加工工程での異物混入**

　加工工程では，成型機，ブレディングマシン，焙焼装置，蒸煮装置など多くの製造機器を使用しますが，これらのメンテナンス不良による欠落部品や破損した金属片，プラスチック片など物理的危害としての危険異物の混入があります．また，施設の整備不良による床，壁，窓，天井などの材料（コンクリート

片，ガラス片など）が破損して混入するケースもあります．さらには，運搬用の木製パレットの木くず，原料や包装材料などを入れたダンボール製の外箱などに付着して混入する異物（石，木くず）などの混入の可能性があります．

　これらの異物の混入を防止するために，製造機器については機器の予防保全としてのTPM®（Total Productive Maintenance）活動が有効です．TPM®活動とは，簡単に言うと製造に使用する機器が常に故障することなく稼働するように，定期的な点検と整備を実施する予防保全のことです．この活動により，機械部品の欠落や破損よる危険異物の混入を防止することができます．

　施設の整備不良による異物混入については，後述する5S活動（整理，整頓，清掃，清潔，習慣付け）が有効です．工場内を常に清潔な状態にしておくことが，異物混入防止の基本です．

　原材料などに付着して混入する異物については，木製パレットやダンボールなど異物混入の原因となるモノを製造現場に持ち込まないことが基本になります．

### (5) 製造現場での薬剤の管理

　製造現場でよく見かけるケースに，洗浄剤や殺菌剤を製品容器のまま持ち込み，手洗いの横や機械のそばにあちらこちら置いていることがあります．そのような工場では，工場全体に相当量の薬剤が放置されているわけですが，どれくらいの量の薬剤があるかも把握しておらず，いつ間違えて中間製品などに混入してもおかしくない状態にあると同時に，万一混入しても状況把握ができないので，どの程度混入してしまったかもわからないのが実情でしょう．

　洗浄剤や殺菌剤は言うまでもなく化学的危害の要因となるもので，その十分な管理がなされなければなりません．具体的には，それぞれの薬剤について保管責任者を定め，混入の恐れのない加工場外に所定の保管庫を設置し，在庫管理や発注も含めて一元的に管理する必要があります．

　また，製造現場で使用するに当たっては，必要とする最小限の量を別容器に小分けして持ち込みますが，その容器には内容物がわかるよう品名，使用目的（殺菌用など）を表示し，誤使用が起こらないようにしなければなりません．

さらに，薬剤の特性を知らずに目的外の使用をする可能性があるので，薬剤を使用する関係者には，その薬剤の特性や使用方法について十分な教育を行う必要があります．

## 4.4 包装工程の管理

### (1) 包装工程での有害微生物の汚染

包装工程は，製造過程の最終段階となりますが，工程中で加熱された製品，加熱されない製品のいずれにおいても有害微生物の汚染の可能性があります．特に，包装工程ではトレイ詰めなど直接人手を介する作業が多いことや，一般的には使用する包装機器は水洗い洗浄が困難であるため，洗浄不良となりやすいことが汚染の可能性を大きくしています．このため，従事者の手洗いの励行や機器の洗浄方法をマニュアル化し，その作業手順を遵守することが防止策として重要です．

### (2) 包装不良による危害

包装工程で起こりやすい問題は，ピローフィルム包装や真空パックのシール不良や破袋です．シール不良による危害の要因として，シール不良の隙間や破袋の部分から有害微生物が汚染し，内容物を腐敗，変敗する生物的危害があげられます．冷凍食品では，冷凍状態で保管されている限りにおいては，有害微生物の増殖はありませんが，チルドや常温保管の食品では，腐敗，変敗の直接的原因となり重要な管理事項となります．

これを防止するために管理すべき事項は，包装機のシール温度とシール時間となります．近年，包装材料の発達により，いろいろな材質の組合せによるラミネートフイルムが使われるので，シール温度の設定もその材質の特性に応じた適切な温度管理が必要です．

### (3) 異物のチェックと除去

危害異物の中でも，特に金属異物は重要な管理の対象となります．一般的には包装ラインに設置された金属検出機でチェックし，排除することが基本とな

っていますが，金属検出機の特性を理解しないまま使用しているためその性能を発揮できないでいるケースがあります．金属検出機は磁性体（鉄など）と非磁性体（ステンレスなど）では検出原理が異なること，また金属検出機を通過する位置や混入している金属異物の形状や混入の状態により感度が異なることなどに十分留意して使用しなければなりません．

　感度の確認にはテストピースを使用しますが，このテストピースを流すときには該当する製品の形状やノイズの発生などを考慮して，テストピースと製品を同時に流すことが重要です．また，稼働開始前で製品がないときには，製品のノイズに合わせた製品ダミーを使用するとよいでしょう．

　消費者クレームで返された金属異物を該当製造ラインの金属検出機にかけたところ，きちんと検知・排除することがたびたびあります．これは，いったん検出され，排除されたにもかかわらず，排除後の取扱いが悪かったため良品に混ざってしまい，そのまま出荷されたケースが多いと考えられます．排除された製品を区分して保管管理する専用ボックスの設置と作業手順の見直し改善が必要となります．

　近年，X線を利用した異物検出機が性能の向上と価格が低下したことによりかなり使用されるようになりました．X線異物検出機は，金属検出機では検知できない骨，石，ガラス，硬質プラスチックなどの異物に対して大変有効です．また，包装材料にアルミ製皿やアルミ蒸着フィルムを使用している製品では，金属検出機での検出が困難でしたが，これらにも対応が可能となりました．このX線異物検出機も製品の特性（内容物の比重のバラツキが大きい製品には向かない）により有効性は異なるので，導入に当たっては事前の検出テストが必要です．

　金属検出機及びX線異物検出機のいずれも，物理的危害を排除できることより重要管理点（CCP）となります．

**(4) 製品の表示**

　製品には法律や条例などで定められた適正な表示を行うことが必要ですが，商品回収されている食品事故の中でも，印刷ミスや賞味期限などの印字間違い

などが、多くを占めています．原因は，表示事項の決定手順にミスがあったり，日付の印字をケアレスミスで間違ってしまったりするケースです．また，特定アレルギー物質の表示の義務化がされたことにより，アレルギー物質の表示漏れが原因の商品回収が多発しており，重要な管理事項です．また，期限表示のミスについてもその商品の生物的危害の要因となるので，管理の徹底が必要です．

対応策としては，表示事項の版下チェックや包装材料の受入れ時チェックの徹底及び日付印字の交換時におけるダブルチェックなど作業手順の改善と遵守が必要となります．

問題が発生したときの製品の存在する場所やフードチェーンにおける管理の状況などについて情報の検索（トレース）を可能とするトレーサビリティシステムの導入が進んでいますが，識別記号（ロット区分など）の表示は，商品回収を迅速かつ適切に行うために有効なシステムと言えます．トレーサビリティシステムについては，第7章で詳しくお話します．

## 4.5 製品の保管と出荷

### （1）製品の保管管理

製品は出荷されるまでの間，製品保管庫で保管されますが，冷凍食品やチルド食品の場合は，この温度管理が重要です．特にサラダなどのチルド流通で消費期限の短いものについては，温度管理が不十分な場合，生物学的危害である有害微生物の増殖の可能性があり，製品の特性によってはCCPとなります．

温度管理以外で保管中に起きやすい問題は，保管庫への入庫を担当者が忘れることやラインのトラブルでパレットの積み残しが出てしまい，長時間常温に放置される場合です．

対応策としては，保管庫の温度変化が発生した場合，速やかに担当者に知らせる警告灯などの設置が必要です．また，製品の取扱いの問題に関しては，作業手順の見直しと改善を遵守させることが必要です．

## （2） 出　荷

　出荷時に起きる危害の要因は，出荷のために輸・配送車に積載するとき，長時間常温に置かれたため，品温の上昇により有害微生物の増殖が起こることです．冷凍食品では解凍されることによる品位の低下が起こりますが，HACCPでいう健康危害の要因とはなりません．問題となるのは，保管の管理と同様にチルド食品での取扱い不良ですが，出荷作業手順書の遵守が必要となります．

# 第5章　HACCPシステムの導入と運用

## 5.1　HACCPチームの編成と役割は？

　HACCPチームは，HACCPシステムを円滑に導入し，機能的な運用を行うための重要な位置付けとなります．このHACCPチームがリーダーシップを持ってどのように活動するかが，HACCP推進のキーポイントとなります．

　ISO 22000やFSSC 22000などの食品安全マネジメントシステムの認証取得を受けている企業では，食品安全チームがHACCPチームの役割を担うことになります．HACCPチームの活動は，ISO 22000などの食品安全チームの活動とほとんど同じであるため，これから説明はISO 22000などの食品安全チームの活動と整合性を持たせた形で進めて行きます．

　HACCPチームの編成は，必ずしも教科書どおりに行う必要はありません．生産工場における組織体制，従業員の構成，製造ラインの規模などによって事情が異なるので，その生産工場に適したチーム編成を行えばよいのです．例えば，既に品質保証委員会などの品質保証に関わる組織が編成されていれば，その委員会をそのままHACCPチームとし，その組織活動の中に取り込めばよいでしょう．わざわざ別の組織を作る必要はないのです．また，規模が小さくメンバーがいろいろな活動を兼務せざるを得ない工場では，職制上の組織で活動してもよいわけです．

　大事なことは，HACCPシステムをより円滑に導入・推進することなので，その目的を達するための責任と権限が明確にされていれば，あまり組織論にこだわらず自社の現状を十分認識し，活動しやすいフレキシブルな形をとるようにしたほうがよいでしょう．

　しかしながら，どのような形でHACCPチームを編成しようと，HACCP

チームを機能させるために重要なことは，"HACCPは生産活動の一部であり，全員参加の活動であること"を生産工場のすべての部署の従業員に認識してもらうことです．HACCPシステム導入時の最初の障害になるのが，製造現場の従業員が"HACCPは品質管理の担当者がやることで，我々はいかに製品を多く作るかが役目だ．この忙しいときに面倒臭いことをやらされるのはごめんだ"とHACCP導入の意義を認識せず，なかなか協力が得られないことです．

HACCP導入の意義を従業員に認識してもらうためには，導入に入る前に"食品の安全性を確保するために，いかにHACCPが有効であるか．そして，HACCP導入の取組みは，業務の改善活動であり，HACCPの導入によって仕事のミスがなくなるとともに，仕事が楽になる"ことを，HACCPの勉強会や既に導入している企業の見学などにより理解し，かつ意識を変えてもらう取組みが必要です．

第1章でもお話しましたが，HACCPについて"HACCPって，チェックや記録がやたら増えて面倒臭いらしいよ"と誤解され，導入する前から拒否反応が出てしまうことが多くあります．このような拒否反応は，HACCPに限ったことではなく，ISO 22000などの取組みでも同様の傾向にあります．この拒否反応に対処するためには，企業のトップのリーダーシップと事務局が知恵を絞った製造現場への根回し作戦の両面での取組みが有効です．

もう一つの障害は，トップが口ではHACCP導入の必要性を論じるものの，具体的な活動に対しては事務局任せで，有効な支援をしないケースがあることです．これらは，HACCP導入の動機が"得意先に導入を要望されたから"とか"競合他社が導入しているから"とか，本来の意義を理解しないまま導入を指示したケースで多く見られます．これでは，工場全体の活動にするのが困難で，事務局だけが製造現場との板ばさみになり，苦労することになります．

トップ自らがHACCP導入の必要性を認識し，その認識の上で組織的な活動の推進を進めるとともに，関係部署にトップとして必要な支援を行うことが重要です．言い換えれば，HACCPの導入に成功するか否かは，トップが活動

## 5.1 HACCPチームの編成と役割は？

の重要性を口だけでなく，いかに行動で示せるか（リーダーシップを発揮するか）にかかっています．ISO 22000 のベースとなっている ISO 9001 の改訂（2015 年版）おいてもトップ自らがリーダーシップを発揮して活動を推進するよう求めています．

前述したように，HACCPチームの編成は，現状に即して行えばよいとお話しましたが，参考までにチーム編成のモデル的な事例を紹介します．

HACCPチームの編成は，各メンバーの役割を明確にし，その役割に応じた編成が機能的なチームのために有効です．

① チームリーダー……チームリーダーは，総括責任者の立場にある工場長が任に当たり，HACCP推進チームの活動に対する総括責任を負います．

② 推進メンバー……工場全体の取組みとするため，すべての部署の責任者（部署長）をメンバーとします．推進メンバーは，HACCPチームの活動方針の検討・決定や実行メンバーに対する支援を行います．

③ 実行メンバー……会社の事業規模が小さい場合は，推進メンバーと実行メンバーを統合して活動しても問題はありません．事業規模に応じて柔軟に考えたほうがよいでしょう．

生産現場に密着した活動とするため，製造ラインごとにワーキンググループを編成し，キーパーソンとなる者をメンバーとします．HACCPシステムの導入・推進に関する実行部隊となるわけですが，メンバーは，原則として業務に

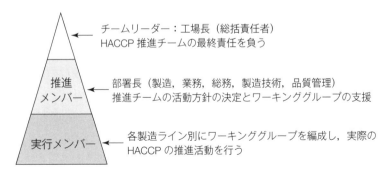

図 5.1 HACCP推進チームの編成モデル

精通した十分なスキルを有しているとともに，各職場のキーパーソンとしてリーダーシップ（職場に対する影響力）を持って活動できる人を選出します．なかなか最初からこのようなスキルを有した人材が揃うことは難しいため，HACCPチームの活動を通じて同時並行で育成していくことも必要とされます．

また，実行メンバーの活動は，若手社員の人材育成の場としてスキルアップのチャンスを与えることにもなります．

## 5.2 HACCPシステムをスムーズに導入する手順とは？

Codex（食品に関する国際的規格・基準を決定する機関）では，HACCPの導入に当たり，"12の手順"を示していますが，必ずしもすべてをこの手順に従う必要はなく，"12の手順"を大きく逸脱することがないことを前提に，自社の状況にあったフレキシブルな手順で行うことを認めています．

そこで，ここでは12の手順の解釈ではなく，スムーズに導入を行うための実際的なポイントをお話します．導入の手順は，大別して"チームの編成""現状把握""導入の準備""導入"に分かれますが，具体的には次の手順で取り組むことになります．

### Step 1　HACCP推進チームの編成

まず，HACCPを推進するためのチームを編成します．HACCPチームの編成方法は，前述したように自社の状況を考慮し，あまり型にはめずに，より機能しやすい編成にすることが優先されればよいでしょう．要は，HACCPシステムをスムーズに導入，運営できる体制がとれればよいのです．しかしながら，これも既にお話しましたが，HACCPチームのメンバーに誰を選任するかが，大きなポイントとなります．それぞれの職場におけるキーパーソンで，活動の推進役になる人を選任することが重要であり，"持ち回りでやりましょう"などということは，絶対避けなければなりません．

HACCPチームのメンバーが決定したら，HACCPについて勉強しましょう．パート社員を含むすべての従業員が"HACCPとは，何か"の詳しい理論まで知る必要はありませんが，チームメンバーがHACCPについての理解が不十分ですと，当然のことながら適切な活動を推進することはできません．HACCPに関する本を読んだり，講習会に出席したり，必要であれば，HACCPの専門家を招き，勉強会などを開いて，HACCPの基礎的知識をしっかり身に付ける必要があります．

HACCPの基礎知識が身に付いたら，HACCPシステム導入の実行計画を作成します．実行計画の作成は，実際にやってみないとわからないこともたくさんあるので，最初から詳細な計画を立てる必要はありません．重要なことは，HACCPシステムを導入するに当たっての基本方針（何を，誰が，いつまでに，どのような方法で）と導入を進めるに当たっての段階的目標（到達レベル）を明確にしておき，チーム全員の認識が共有化されていることです．

### Step 2　HACCP導入のための基盤作り

HACCP推進チームを編成し，HACCPシステムの導入に取りかかるに当たって，まず自工場における問題点を十分に把握しておく必要があります．特に，前提条件プログラム（PRP）がきちんと整備された上で実施できていなければ，HACCPの導入はできません．

現状把握の課題としては，原材料規格基準の設定，作業手順書の作成，サニテーションマニュアルの作成，施設・設備の整備などについて適切なものが作成され，そのとおりに実施されているかについて確認します．製造現場で行われている管理の状況（工程チェックシートや日報類の記入状況とその報告の流れなど），モニタリングデータの改善への活用状況，さらに各々の部署の役割分担がそのとおりに実施されているかを確認します．

### Step 3　品質管理体制のあるべき姿を描く──課題の明確化

HACCP推進チームメンバーはHACCPについての知識を身に付けた上で，

自社における品質管理体制のあるべき姿を描いてみます．そのあるべき姿とStep 2で行った現状把握の結果とをすり合わせてみると，その相違点が取り組まなければならない課題として明確になってきます．

取り組まなければならない課題が明確になったら，この課題の中で"今すぐ取り組めること"と"2年程度の取組み期間を経て，中期的に取り組むこと"の二つに区分します．これは，まずできることから取り組み，確実に成功事例を積み上げていくことがHACCP導入を成功させるためのポイントだからです．

このためには，当初の目標とする管理レベルと2年後に到達を目指す管理レベルをできるだけ具体的に設定しておくことが重要です．また，このことにより，取組みの進捗状況をより明確に把握できることにもなります．

### Step 4　管理体制（組織）と一般的衛生管理項目の整備

HACCPシステムを機能させるためには，適切な管理体制が整備されていることと，前提条件プログラムが整っていることが必須となります．

適切な管理体制とは製造現場で実施するモニタリングや品質管理部署が実施する検証が適切に行われ，管理基準からの逸脱が発生した場合，速やかに処置できる体制ができていることです．また，この体制を運営するための要員の再配置を含めた要員シフトの検討が併せて必要となります．

前提条件プログラムは，HACCPシステムを機能させる基盤としての役割を持つものです．基準・ルールといった基盤がきちんと整備されていなければ，形だけのHACCPプランを作成しても機能しないことは明らかです．

具体的には，現在使用しているチェックシートや日報などの帳票類について，適切な内容であるかを確認し，見直し，修正を行います．

チェックシートや日報類の見直しを行うときにポイントとなる事項は次のとおりです．

(a)　チェックシートの記載すべき項目にCCPやOPRPが入っているか？

工程チェックシートの記載すべき項目には，重要管理点（CCP）やオペレ

ーション PRP（OPRP）となる管理項目が入っていることが不可欠です．例えば，加熱工程がある製造ラインでは加熱の温度と時間が CCP となるので，これらが記載されているかを確認します．意外と多いケースに温度は記載されているが，時間は記載されていないということがあります．また，併せて管理基準やチェック記録の確認者のサイン欄がないというケースも多いので注意しておきましょう．

(b) チェックシートのチェック項目が多すぎることはないか？

HACCP でのチェック項目は重要管理点を主体とし，できるだけシンプルなほうがよいわけですが，クレームや品質事故が発生するたびにあれもこれもとチェック項目を増やしてしまう傾向があります．この結果，チェック項目が大幅に増加してしまい，HACCP の基本である重要管理点をしっかり管理していく趣旨から外れてしまうことになります．また，チェック項目が増えすぎてしまうと，担当者はチェックの負担が大きくなり面倒になり，時間の経過とともにチェックをやらなくなってしまうケースがあります．チェック項目は本当に必要な項目だけに整理し，チェックの負担を少なくすることにより実施の徹底を図ることが必要です．

(c) チェックシートの様式は記入しやすい様式になっているか？

チェックシートの様式が製造現場の状況を考慮して作成されなかったために，現場の担当者が記入しにくいという不満を持つケースがあります．

このようなとき，担当者が改善を申し入れてくれればよいのですが，言うのが嫌なために所定のチェックシート様式を使用せず，自分勝手に自分のやりやすい形で別に記録をしているという最悪のパターンさえあります．

チェックシートの様式を作成するときには HACCP 推進チームのメンバーと製造現場のチェック担当者が相談して，より記入しやすい様式にすることが必要です．また，チェックシートはできるだけ同種のものを整理してまとめた上で，種類を減らしたほうが後のデータ集計や日報類などへの整理がしやすくなります．

## Step 5　モデルラインでのトライアルと従業員のトレーニング

　HACCP システムを導入するに当たって，一度に工場の全製造ラインを対象にして導入することは大変な労力を要し，困難が大きいと言えます．そこで，施設や設備の整備が既になされており，また運用面でも PRP（前提条件プログラム）の整備が進んでおり，HACCP を導入しやすいレベルにある製造ラインをモデルラインとしてピックアップしトライアルを行います．

　トライアルは，HACCP プランの適合性を確認するとともに，従業員のトレーニングでもあり，スムーズに導入を推進するためには不可欠です．このとき実施するトレーニングは，モニタリング担当者に必須となる"CCP となる管理項目の基準について""モニタリングの正しい方法""逸脱時の処置""記録の方法"などの事項を確実に理解して実施できるよう，TWI［6.4 節(2)］などの訓練手法を使って行います．トレーニングには相当数の時間をかけ，担当する従業員がそれぞれの責任を果たせるようスキルアップを図る必要があります．

　モデルラインでのトライアルで不都合があれば，再検討し，より良い内容に修正します．修正に当たっては不都合となる部分がどこか，またそれはなぜ不都合かの理由を明確にする必要があります．

## Step 6　正式実施と他の製造ラインへの水平展開

　トライアルを実施しその修正が完了したら，正式に HACCP システムによる管理をスタートさせます．続いて他の製造ラインにも順次水平展開させていきますが，水平展開に当たっては無理のない段階的な拡大を図ります．次のステップで HACCP 導入を予定している製造ラインの担当者を事前にモデルラインでの取組みに参加させて実体験させておくと，より水平展開が容易になります．

　さらに，工場全体に拡大を行うためには，工場全体の管理の仕組みを体系図として整理しておくと，より全体像がわかりやすくなります．

5.3 HACCPプランの検証(再確認)と見直し改善　　93

### Step 7　定期的な見直しと継続的な改善

　正式にHACCPシステムの導入ができたら，それで一安心ではありません．導入したHACCPシステムが生産現場で機能しているか，日常のチェックと併せて定期的な見直し（検証）が重要です．短期間では問題として顕在化していないことが，時間の経過とともに顕在化してくることもしばしばあります．定期的な見直しの結果，改善の必要があればHACCPチームで検討し，より適切なHACCPプランに修正を行います．

　このような継続的改善が，PDCAサイクルを回し，管理レベルの向上を図るために重要です．


## 5.3　HACCPプランの検証（再確認）と見直し改善

### (1)　検証の重要性と役割

　HACCPシステムでは"7つの原則"で，システムが適切に機能しているかを検証（再確認）することが求められています．この検証は，ISO 22000で求められている事項とほぼ同様のことですが，品質管理課のラインQC担当者が専任で行う場合と，内部監査チームが組織的に行う場合の両方があります．

　一般的には，日常の生産活動において製造過程のモニタリングや修正処置が適切に行われているかを確認するための検証は品質管理の専任担当者がルーチンワークとして行い，HACCPプランなどシステム全体に関わることについては内部監査チームで行います．内部監査チームを職制上の組織が兼ねている場合は，当事者の影響が及ばないように該当する部署の関係者を除いたメンバーで実施します．

　HACCPシステムが製造過程で機能し，製品の安全性が確保されるためにはHACCPプランが"7つの原則"に従い適切に作成され，かつプランどおりに製造現場で運用されることが重要です．どのように立派なHACCPプランを作成しようと，またどのように施設・設備にお金をかけようと，これらが正しく運用されなければHACCPシステムは機能しません．そこで，HACCPシ

ステムが正しく運用されているか、またHACCPプランに製造現場の実情とマッチしない点があり不都合が生じていないかなどについてチェックし、その結果によって必要に応じ修正処置（是正処置）を行うことになります。

この検証は"モニタリングが正しく行われているか"などといった日常での管理事項の再確認を目的とした事項と、HACCPプランそのものが正しく機能するために現状に適合した内容で作成されているかといった、システムそのものに関する確認の二つの目的があります。また、この検証は単に問題点を見つけ出すだけでなく、発見された問題点を解決し、改善することによりPDCAサイクルを回すということにつながらなければなりません。

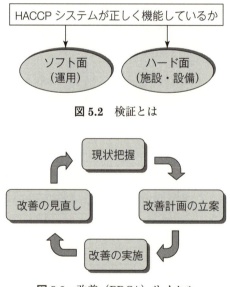

図5.2 検証とは

図5.3 改善（PDCA）サイクル

(2) 検証の担当者や内部監査員が必要とするスキル

検証の専任担当者や内部監査員は、製造現場で行われている管理が適切であるかを正確に判断するために、次のようなスキルを有することが求められます。

5.3 HACCPプランの検証(再確認)と見直し改善

① HACCPの7原則など,HACCPに関する事項を十分理解していること.
② 正確な判断を行うために,対象となる製造ラインや製品に関する知識を有すること.
③ "何が問題点であるか"を見つけ出すことができるスキル,"どのように解決すればよいか"を指導できるスキルを有すること.
④ 検証の結果を該当部署に対し,正確かつわかりやすく説明できること.

**(3) 検証の具体的方法と実施上のポイント**

検証の具体的な方法と実施する上でのポイントについてお話します.

① モニタリングの記録など帳票類の点検
  ・モニタリング結果の記入漏れなどがなく,正しく記載されているか.
  ・モニタリングは所定の時間,頻度で実施されているか.
  ・記載された結果の修正は正しい方法で行われているか.
  ・管理基準を逸脱した事項についてその内容や処置の記録が記載されているか.
  ・モニタリングを実施した者が明確に記載されているか.
  ・モニタリングの記録は正しい方法で,所定の方法により保管管理されているか.

② 製造現場での作業内容の確認
  ・作業者は作業手順を理解し,決められた手順により作業を行っているか.
  ・管理基準を逸脱したとき,適切な処置が行われるとともに上長者や関係部署への報告,連絡が正しく行われているか.
  ・製造仕様書,作業手順書などは最新版が使用されているか(文書のメンテナンス).
  ・作業者は作業に必要とする知識,経験などのスキルを有するか.また,そのためのトレーニングを受けているか.

③ 製造設備の管理状況
  ・製造に使用している機器類は衛生的に洗浄,使用,保管されているか.

- 機器類からの部品の脱落やオイル漏れなどの恐れはないか（TPMの実施）．
- 機器類は決められた所定の機器を使用しているか．
- 部品，工具類の管理は適切に行われているか．

④ モニタリングに使用する測定機器の校正
- 校正された正確な測定機器が使用されているか．
- 測定機器の校正は決められた頻度で実施され，その記録は保管されているか．
- 校正された証の表示（ラベルなどの貼付）が測定機器にされているか．
- 校正の方法について測定機器を管理する者が知っているか．

⑤ 原材料の受入検査結果についての確認
- 原材料の受入時に所定の検査が実施され，その結果は正しく報告，記録されているか．
- 受入検査で基準を逸脱しているもの（不合格品）が使用されていないか．
- 受入基準は原材料の市況など，購買環境の変化を考慮した実施可能な基準になっているか．
- 受入検査の結果は納入業者にフィードバックされ，改善に活用されているか．また，その状況を正確に把握しているか．

⑥ 中間製品及び最終製品の検査結果についての確認
- 中間製品や最終製品の検査結果に基準を逸脱したものがないか．また，逸脱までには至らないが管理上の悪化を示唆する傾向が見られないか．
- 検査の方法は適切に行われ，正しく報告され，記録されているか．

⑦ 該当製造ラインでの品質事故発生や消費者苦情についての確認
- 該当製造ラインで前回の内部監査以降に発生した品質事故はないか．ある場合はその内容，取られた改善処置とその後の状況に問題はないか．
- 消費者クレームの発生はないか．ある場合はその発生原因とそれに対して取った改善処置及びその後の状況はどうであるか．同様のクレームが

5.3 HACCP プランの検証（再確認）と見直し改善　　　97

連続して発生していないか．
・これらの内容については正しく報告され，記録されているか．
⑧　HACCP プランの適合性についての確認
・HACCP プランに定める管理基準は製造現場の状況に適合し，実施に無理のない適切な基準であるか．また，ハザードは正確に把握された上で，適切な CCP が設定されているか．
・管理基準が変更されている場合は，その根拠が明確にされルールに従った変更手順で行われているか．

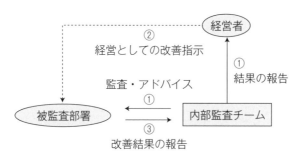

図 5.4　内部監査チームの位置付け

# 第 6 章　HACCP システムが機能するために

## 6.1　前提条件プログラム（PRP）の重要性

厚生労働省が 1997（平成 9）年に食品衛生法を改正し，"総合衛生管理製造過程"承認制度を制定したときに一般的衛生管理プログラムという呼称が生まれましたが，現在では ISO 22000（食品安全マネジメントシステム）などの国際規格が普及したことにより ISO 22000 などで使用されている"前提条件プログラム"という呼称が一般的に使われています．そこで，本書においても"前提条件プログラム"という呼称を使用して解説します．

前提条件プログラム（PRP）とは，HACCP システムを導入する前に，既に整備され，実施されていなければならない管理事項のことですが，言い換えれば，HACCP システムという柱を立てる前に既に整備しておかなければならない基礎となる管理事項と言えるでしょう．しっかりした基礎でなければ，HACCP システムという立派な柱を立ててもぐらついて，良い建物を建てることはできません．

HACCP システムの導入を行うときに，この前提条件プログラムがきちんと整備されていないにもかかわらず，HACCP システムを導入しようとして失敗しているケースを数多く見受けることがあります．このような企業では当然ながら，HACCP プランは作成したものの製造現場では管理システムがうまく機能しません．実のところ，食品の安全性の確保は，そのほとんどが前提条件プログラムを確実に行うことにより実現できるわけで，HACCP システムにおける重要管理点（CCP）は前提条件プログラムによる管理をより確実にするためのものと考えてもよいでしょう．

前提条件プログラム（PRP）として実施すべき管理事項（要件）は，次に

示す事項となります．

**（a）施設・設備の衛生管理**

食品を製造する施設は，常に健康危害の発生がないように清掃，点検が実施され，清潔に維持すること．

**（b）従事者の衛生教育**

食品関連企業の従業員に対し，各階層別に必要とする教育・訓練を実施して衛生管理が円滑に行えるスキルを有すること．

**（c）施設設備，機械器具の保守点検**

食品の製造に使用される施設設備は，適切な環境で食品の製造ができるよう整備されていること．また，機械器具は常に清潔な状態で管理され，破損や故障の発生がないよう保守，点検されていること．

**（d）鼠族・昆虫の防除**

防鼠，防虫の設備が整備され，定期的に点検管理されていること．また，それらの駆除作業が定期的に実施され，ネズミや昆虫の発生，進入が防止されていること．

**（e）使用水の衛生管理**

水道水を受水槽に受けている場合や井戸水を使用している場合は，適切な頻度で水質試験を実施し，不適合がないことを確認すること．また，工場内の蛇口での遊離残留塩素濃度を適正な頻度で測定し，0.1 ppm 以上の濃度に維持すること．

**（f）排水及び廃棄物の衛生管理**

排水については，定期的に処理水の検査を実施し，処理能力の維持管理を行うこと．廃棄物については，廃棄物の内容により区分し，密閉された専用の容器などを使用して，加工場外の所定の場所で保管管理，排出すること．

**（g）従事者の衛生管理**

食品従事者に対し，年1回以上の健康診断の受診と適切な頻度での検便を実施し，異常が認められれば，適切な対応を取ること．また，手洗いを励行し，衛生的な作業着，帽子の着用及び必要に応じてマスクの着用を指導すること．

### (h) 食品などの衛生的な取扱い

原材料の納入業者については，その管理状況を常に把握しておくこと．原材料の購買，受入れ，保管について適切な管理を行うこと．加工工程での汚染を防止するため，従事者，設備からの汚染防止策を徹底すること．食品添加物は，正確な秤量と使用がなされるよう管理すること．また，アレルギー物質を含む原材料は，他の原材料とコンタミしないように区分管理を行うこと．製品はその特性に応じた温度帯で適切に保管管理されること．

### (i) 製品の回収プログラム

製品を出荷した後に，不良品の発生が判明した場合，迅速かつ適切な製品回収が行えるよう事前に回収プログラムを作成し，関係者に対して訓練を行うこと．

### (j) 製品等の試験検査に用いる設備などの保守管理

試験検査設備の管理責任者を定め，常に正確な試験検査が実施されるようにすること．また，管理責任者は試験成績の信頼性保証のため，必要な精度管理を行うこと．

## 6.2 施設・設備の整備はどのようにすればよいか？

### (1) 施設・設備の整備に対する考え方

HACCPシステムを機能させるためにはソフト面（運用面）とハード面（施設・設備）の両面が必要であることは言うまでもありません．"HACCPを導入するにはお金がかかる"という言葉を時折聞くことがありますが，このお金がかかるとは施設や設備にお金がかかるということになります．確かに建物を改修することや，管理に要する設備を整備することはお金がかかることですし，厳しい社会環境の中で，設備投資に使える資金は限られています．

そこで大切なことは"HACCPの基本的な考え方を十分に理解し，その原則から外れない範囲で創意工夫することにより施設や設備の整備に要する経費を最小限に押さえてHACCPを導入することが必要です．

例えば，汚染区域と非汚染区域を区画する場合に，汚染の原因となる要因を特定し，二次汚染が防止できることが確認できれば，本格的な壁による隔壁の設置ではなく簡易的なパーテーションやブースの設置などに替えることが可能であるということです．目的は壁を作ることではなく，汚染を防止することですから，"お金をかけずに，知恵を絞って工夫しよう"ということです．

(2) 施設のゾーニングと設備のレイアウト

健康危害に関する汚染の要因として大きく分けて三つの要因があります．その三つの要因とは"人""モノ""空気"ということになりますが，これらは別の言い方をすれば"交差汚染"ということになります．これを防止するためには人やモノの動線及び空気の流れを調査し，問題点を正確に把握する必要があります．

具体的には人の作業動線，モノ（原材料，仕掛品，製品など）の運搬経路，そして空調機による空気の流れを工場のレイアウト図上に記載し，それぞれの交差汚染の可能性について確認するとよいでしょう．これらのデータを基に間仕切りの必要性や製造ラインのレイアウト変更を検討しますが，このときに併せて必要なことは各作業区分が汚染作業区域，準清潔作業区域，清潔作業区域のいずれに該当するかを決定しておくことです．作業区分は製造工程のフロー図によって整理し，工場のレイアウト図上で色分けして表示するとわかりやすくなります．

どのような施設・設備の整備が必要であるかを把握したら，それらのすべてを一度に実施するということは難しいので，優先順位を決めて段階的にスケジュール化して実施するのがよいでしょう．優先順位は整備の重要度，緊急度，必要とする経費などを一覧表に整理した上で費用対効果を見て決定します．

ゾーニング及び製造ラインのレイアウトに関する留意点として，次の事項があげられます．

＜ゾーニングと製造ラインのレイアウトの留意点＞
・作業区分（汚染区，準清潔区，清潔区）に対応した適切な区分，区

画が行われていること．
・原材料，包装資材などの付着物による二次汚染防止が考慮されていること．
・作業者などの人からの汚染防止を図るため，通路，出入口が適切な構造と区分に考慮されていること．
・給・排気や空調による空気の汚染防止が考慮されていること．
・床は汚染区域と清潔区域とが区分できるように，色分けなどがなされていること．
・設備のレイアウトは作業動線をシミュレーションし，その作業性，サニテーションの問題，メンテナンスの問題を考慮した適切な配置になっていること．
・空調設備や排水溝の位置と製造ラインのレイアウトが合致していること．
・レイアウト上で加熱品，未加熱品のモノの交差が生じないこと．
・生産設備が各作業場のゾーンに適切かつシンプルに配置されていること．

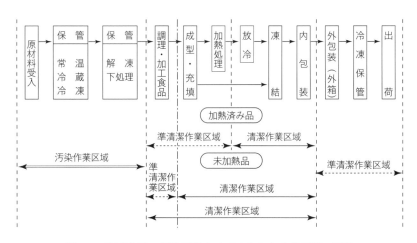

図 6.1　冷凍食品の製造工程をモデルとした作業区域の区分

次に，ゾーニングの主な事例について紹介します．

**（a）人の通路の区分**

人は汚染区域の人と清潔区域の人が，モノは加熱前のモノと加熱後もしくは生食用のモノが交差しないように通路を区分することを原則とします．区分の方法として理想的には各々独立した通路の設置が望ましいと言えますが，交差汚染の可能性を低減するために床の色による区分やカーテンの設置による区分で対応することもできます．最低限として，モノ（原材料，製品など）と人が同じ通路を同時に通らないようにする必要があります．

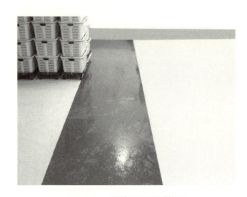

図 6.2　通路の区分管理

**（b）作業場への履替え区分**

作業場へ入場する前に作業場外の靴から作業靴に履き替えますが，所定の履替え場所を設ける必要があります．靴箱は作業場外の靴と作業靴とを同じ靴箱に入れないことが原則ですが，これが難しいのであれば，最低限靴箱の中を2段に仕切って，交差汚染を防止する必要があります．また，履替えは靴箱の真下で履き替えないようにする必要があります

**（c）出入口の区分**

作業者は汚染区域の人と非汚染区域の人が区分された出入口を使用することが原則となります．最低限手洗いの設備は区分されていること，また原材料や製品と同じ出入口を共用しないことが必要です．

## 6.2 施設・設備の整備はどのようにすればよいか？

### (d) 加工室の区画

交差汚染を防止するため汚染区域と非汚染区域は，壁で区画するのが原則です．また，加熱室や冷凍品の包装室などは空調の関係を考慮して区画するのが原則です．

壁で区画することが経費や消防法の関係で難しい場合，必要な区域を簡易的パーテーションで仕切ったり，機器周辺をブースで囲ったり，さらには機器にカバーを設置したりして交差汚染を低減させる方法で工夫することになります．この場合ビニールカーテンで仕切るやり方もありますが，カーテンが固定しにくいことや，汚れやすいため逆に汚染の原因になりやすいことから恒久的な設置としては勧められません．

### (3) 施設・設備の整備と管理

#### (a) 従業員の更衣室，トイレ

更衣室はできるだけ専用の部屋を設置します．やむを得ず食堂や休憩室と兼用というところがありますが，この場合は作業着に細菌汚染や異物の付着がないようブラッシングなどでの除去管理が必要です．

ロッカーは汚れた作業着や屋外での洋服と清潔な作業着が交差汚染を生じないようにしなければなりません．各々別々のロッカーが望ましいと言えますが，これが難しい場合は"同時にロッカーに入れない"という運用ルールをし

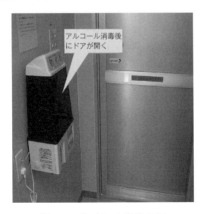

図6.3 トイレの出入り口

っかり守るように従業員の教育が大切です．

トイレは，加工場から直接入れない構造にする必要があります．必ず，手洗い場を通過して出入りする構造にします．また，トイレに入るときに靴をトイレ専用の履物と履き替える必要があります．便器の構造は，使用中の二次汚染を避けるため，洋式の便器にします．

**(b) 従業員の出入口**

手洗い設備の蛇口は自動が理想的ですが，最低限足踏み式かアーム式にして直接手を蛇口に触れないですむ構造にします．また，洗剤，殺菌剤入れは蛇口の近くに設置しておきます．

手拭いはペーパータオルが望ましいと言えますが，経費や異物混入の問題からジェットタオルを使用することでもよいでしょう．この場合，清掃が不十分であると逆に増殖した菌で手を汚染させてしまう場合があるので注意が必要です．

エアシャワーは必ずしも毛髪やゴミの除去効果が完璧ではないので，エアシャワー後に粘着ローラー掛けを行うことが望ましいと言えます．

入口の足洗い用水路は作業場内に水を持ち込むことになり，床のドライ化のためには望ましくありません．自動足洗い機の設置が望ましいと言えますが，事情により水路を設置する場合は流水式にする必要があります．

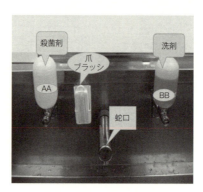

図 6.4　手洗いの標準的設備

### (c) 原材料，製品の搬出入口

搬出入口は暗室化し，高速シャッター（黄色シートによる防虫用の物）で二重ドアにすることが望ましいと言えます．また，二重ドアはインターロックにより開放状態にならないようにし，紫外線を出さない防虫灯を設置して昆虫の侵入を防止します．二重ドア化が難しい場合はドアの内側に防虫用のシートを設置することで替えますが，この場合風が強いと隙間ができてしまうことや，シートが汚れやすく汚染の原因になる場合があることに注意する必要があります．

製品の搬出口は品温上昇を防ぐため，ドックシェルターの設置が望ましいと言えます．ドックシェルターの設置が難しい場合は最低限プラットフォームに屋根を付け，製品を小出しにするよう運用で対処することになります．

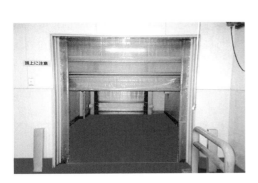

図 6.5　搬出入口の二重ドア化とインターロック

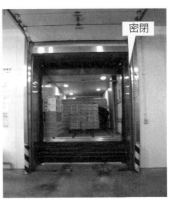

図 6.6　搬出入口のドックシェルター

### (d) 天井，壁，床，窓

天井は床面から最低 2.4 m 以上，できれば 3.5 m 以上の高さが望ましい高さと言えます．材質はホコリが付きづらく，清掃が容易に行える物にします．

壁は耐水性の材質を使用します．一般的に床面から 1 m 程度を腰張りし，コンクリート製にする場合が多く見られますが，この場合は上部を 45°以上の角度にしてホコリがたまるのを防止します．

床は耐水性で破損しにくい材質（できればエポキシ樹脂などの特殊樹脂）を使用し、排水が容易なように100分の1.5～2.0の勾配を付けます。床材の破損による異物混入は危害の中でもリスクが高いので、常に正常な状態に整備しておく必要があります。また、内壁と床面の境界には半径5 cm以上のRを付けて、ゴミがたまるのを防止するのが望ましいと言えます。

窓を開放しての作業は極力避けなければなりませんが、やむを得ない場合は必ず網戸を設置します。網戸のメッシュは家庭用の16メッシュではチョウバエなどの微小昆虫が通過するので、20メッシュ（できれば32メッシュ）以上の細目にします。

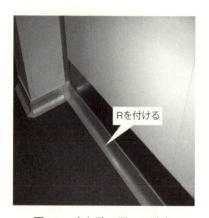

**図6.7** 床と壁の間のR取り

(e) **排水溝、ダクト、パイプ配管など**

排水溝は昆虫の発生源となりやすいため、清掃しやすい構造や材質にする必要があります。幅は20 cm以上で、側面と底面の境界にはRを付けて、100分の2～4程度の勾配を付けます。また、グレーチングの目は1 cm程度とし、床に落ちた固形物をできるだけ除去できるようにします。なお、グレーチングの設置は作業の安全上や運搬作業などで必要な箇所のみにし、他はオープンの状態にしておくほうが洗浄しやすく清潔に保てます。

排水溝の末端にはピットを設置し、固形物の除去と防鼠のためのトラップ

(0.8 cm 以下のメッシュ）を設けます．

ダクト，パイプ，配線などはたまったゴミやさび，水滴などが製造ラインに落下しないように設置の位置に注意が必要です．既に設置がしてあり，移動が困難な場合はステンレス製の受け板などを設置して対応します．

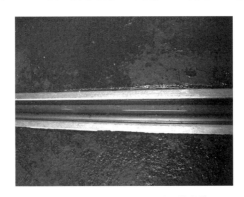

図 6.8　グレーチング不要の排水溝

(f) 照　明

作業場の明るさは通常作業 500 lx，選別・検品作業 700 lx，通路・保管庫 300 lx を基準とします．照明装置はホコリのたまらないような埋込み式が望ましいと言えますが，これが難しい場合は，できるだけ，かさなしの物とします．また，作業の関係で破損の恐れがある箇所には防護カバーを設置するか，飛散防止型の蛍光灯を使用します．照明装置の配置は製造ラインのレイアウトと合致するようにすることが必要です．

(g) 給・排気，空調

給・排気装置での注意点は給気と排気のバランスがとれているということです．よく見かけるのは給気設備を付けず，排気装置のみを設置しているため，十分な給気ができず陰圧の状態になっているケースです．

排気口には防虫用のネットを，吸気口にはゴミ・ホコリの侵入を防止するためのフィルターを設置します．また，空気の流れが汚染区域から清潔区域に流れないように留意します．

空調は作業場の作業内容によって異なりますが,加熱機器を設置していない一般的作業場(食肉,水産品を除く)では室温25℃以下,湿度80%以下にするのが望ましいと言えます.

加熱機器のある部屋を空調するのは難問ですが,できるだけ加熱室として独立した区画にし,熱気が拡散しないようにすることが必要です.区画が難しい場合はスポットクーラーの設置や給・排気の改善によって対応することとなりますが,あまり効果は期待できません.また,スポットクーラーは作業者に直接風を当てると毛髪混入の原因となるので注意が必要です.

(h) 給水設備

使用水は井戸水を使用する場合は特に注意が必要です.水道法の飲用適の基準に合致しているか定期的に保健所などで水質のチェックを受けましょう.また,上水道水であっても貯水タンクを使用する場合は井戸水と同様に塩素による殺菌を行い,残留塩素のチェックを行います.このときの残留塩素は,給水栓の末端で遊離の残留塩素濃度が0.1 ppm以上を基準とします.

水,湯水を洗浄水として使用する場合,ホースを床面にじか置きしないよう床面より1 m程度のところにホース掛けを設けます.また,作業場の手洗い場の不足や,手洗い場の位置が適切な場所に設けられていないケースを見かけますが,手洗い場は必要な数をいつでもすぐ使用できる適切な位置に設置することが重要です.

(i) 食品廃棄物(生ゴミ等)の保管

食品の製造過程で発生するゴミには生ゴミや包装資材のロスゴミ,缶・びんなどの容器廃棄物がありますが,これらは所定の保管場所を設置し,危害の発生原因とならないようにしなければなりません.特に,生ゴミは昆虫や犬・猫・鳥・ネズミなどの動物などの対策として,隔離された専用の部屋を設置する必要があります.この保管庫は密閉性を持ち,できれば低温で保管されることが望ましいと言えます.

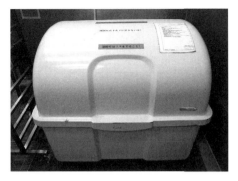

図 6.9 生ゴミ用の密閉型容器

(4) 管理機器の管理
(a) 温度計

温度計は製造工程で加熱工程などの重要管理点（CCP）と設定されることが多いため適切な管理を要します．正確に温度を測定するには，定期的に校正を行うことが必要です．温度計の校正は自社でも実施可能なので，基準となる標準温度計を用意し，正しい校正手順に従って行いましょう．校正の結果は，必ず記録を取り所定の場所に保管しておきます．

また，標準温度計と測定値に差異が確認された場合は使用を中止し，速やかに専門業者に修理を依頼しましょう．

(b) 計量器

計量器は製造工程での重量管理や製品の内容量の確認及び原材料の計量などに使用する重要な管理機器となるので，温度計と同様に定期的な校正が必要となります．計量器の構成は自社で行うことが難しいので，定期的（年1回程度）に認可を受けた専門業者に依頼して行います．一般的に校正が終了したら"校正済み"のシールが貼付されますが，このシールは破損しやすく異物混入になる可能性があるので，図 6.10 のように耐水性のシールに別記して貼付し，実際のシールは記録ノートに貼って別途保管するとよいでしょう．機器に貼付するシールには，機器ごとに校正を行った年月日と有効期限を記載し，管理の徹底を図ります．

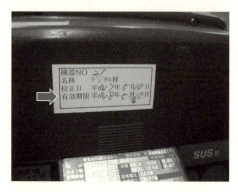

図 6.10　計量器の校正シール

## 6.3　製造現場で活用される作業手順書の作成

　作業手順書は"どのような作業を""どのように行うのか"の作業標準をルール化し，それを周知するために文書化したものです．食品事故を発生させてしまった企業で多いのが，"きちんと決められた作業手順書がない"とか，"作業手順書があっても実際の作業がそのとおりに実施されていない"ということです．

　安全な食品を製造するためには，作業手順がきちんと決められ，日常の生産活動で決められたことが決められたとおりに守られ，実施されていることが必須となります．そのためには作成される作業手順書が製造現場で活用される適切なものでなければなりません．ここでは，"作りやすい""わかりやすい""改訂しやすい"製造現場で活用される作業手順書の作成方法についてお話しします．

**(1)　作業手順書の使用目的**

　作業手順書は次のような目的で使用されることになりますが，この使用目的に沿った内容で作成されなければなりません．

① 製造現場において，監督者が新人に作業の手順を教えるとき（TWI）の教本として使用する．

② 通常の作業担当者が休み，別の人が臨時的に作業を担当するときに作業方法の再確認をするために使用する．

③ 現在行っている作業が，基準となる作業方法との間にズレが生じていないかを，定期的な作業手順書の見直し時に確認するために使用する．

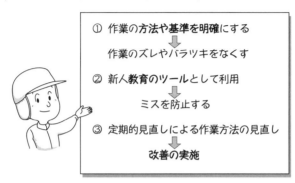

図 6.11 作業手順書の使用目的

**(2) 活用される作業手順書の作成方法**

活用される作業手順書を作成するための前提となるのが，製造現場の現状を十分把握しているとともに，実際に作業を担当している者の意見を反映していることです．よくあるケースに，工場のスタッフ部門の人が製造現場の意見を十分に聞かず机上で作成し，上からの押付けで作業担当者に使わせているということがあります．この場合，当初は製造現場の担当者は取りあえずしぶしぶ使いますが，実際の作業とのギャップがあるためすぐに使われなくなってしまいます．

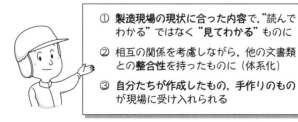

図 6.12 製造現場で活用される作業手順書

＜作業手順書作成に当たって留意すべきポイント＞
① 文章のみによる表現は極力避け，図，写真，表などを多用して，読んでわかるのではなく，見てすぐにわかるものに工夫する．
② 必要な文章は箇条書きで，簡潔に記載する．
③ 表現はできるだけ具体的に数値などで記載し，抽象的な表現は避ける．
④ 製造現場での使い勝手を考え，1種類の作業内容をＡ4判で1～2ページ程度にまとめ，1枚ずつ透明パウチで防水シートにする．
⑤ 保管管理は製造現場の責任者がファイリングしやすい形にし，改訂時には速やかに差替えが可能なようにしておく．

### (3) 手順書の内容が守られるためには

　品質保証のシステムでは作業手順書をはじめとするルールや基準がマニュアルといった形で作成されますが，これらが製造現場できちんと守られなければどんなにすばらしいシステムを構築しても機能しません．

　作業手順書に記載しているルールや基準が守られないという理由に，いくつかの理由があげられますが，主に次のような問題点があります．

　管理者・監督者が基準・ルールを，製造現場の状況を十分把握することなしに作成し，その目的や内容を十分説明しないままやらせているケースが多く見られます．基準やルールはその目的や内容が理解されることにより徹底されるものであり，ただ"このとおりやればよい"では製造現場で受け入れてもらえません．

　また，5Ｓにおける習慣付けとも関連しますが，従業員のモラールの欠如によるケースもあります．従業員の仕事に対する改善意欲がなければ，職場の中で基準やルールを守る風土は醸成されません．

　さらに，基準やルールそのものが現状に適合していないため，守れない内容

6.3 製造現場で活用される作業手順書の作成　　　115

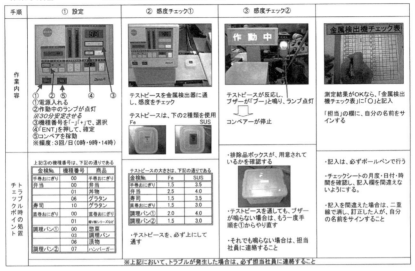

図 6.13　わかりやすい作業手順書（例）

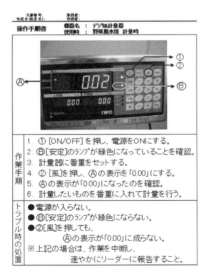

図 6.14　機器の操作手順書（例）

の基準・ルールであるというケースがあります．例えば，入口の手洗いの数が少ないにもかかわらず，どう考えても実際にはできないような手間のかかる手洗いの方法を机上の理論で決め，"このようにやりなさい"では，従業員はそれを守ることができません．言い換えれば，"守らせるルール"ではなく"守ることができるルール"を作らなければならないわけです．

いずれにしろ，基準・ルールが守られていないという状況にはその背景に何らかの理由（原因）が必ずあるので，この原因を突き止めて改善するとともに，まずはそのような状況にならないような事前の取組みが重要です．

---

**管理・監督者の問題**
① 基準・ルールの必要性や内容を十分に説明していない．
② 守らない従業員がいてもそれを指導しない．
③ 守らない原因を究明せず，改善しようとしない．

**一般従業員の問題**
① モラールが低い（守ろうとしない＝しつけが不十分）．
② ルールの必要性を理解していないし，しようとしない．

**ルールそのものに問題**
① 基準・ルールが現状に適合しておらず，実施に無理がある．

---

**図 6.15** 基準・ルールが守られない理由

## 6.4 モノづくりは人づくり

"モノづくりは人づくり"という言葉をご存じでしょうか．これは"良い製品を作るためには，まずそのための人材育成が重要"ということを強調した言葉です．例えば，製造現場の責任者が"現場はいかに効率よく，たくさんの製品を作るかが使命だ．それさえできればよいのだ"という生産第一主義であったとしましょう．このような考えを持った製造現場で，安全な，そして品質の良い製品を作ることができるでしょうか．

## 6.4 モノづくりは人づくり

　最新式の立派な製造設備を導入し，HACCPシステムで管理しようとしても，それを機能させることができるか否かは"食品の製造に関わる人たちが，いかに安全で品質の良いモノを作ることの重要性を認識しているか"にかかっています．

　品質管理はある意味で"人質管理"と言い換えることができます．この言葉は，従業員の質がモノ（製品）の質を決めるということで，品質を維持・向上するために"人の質＝人のスキル"がいかに重要であるかを述べています．

　では，どのようにして従業員の教育・訓練を行えばよいか，キーパーソンの育成と新人のトレーニングについて具体的な方法をお話します．

**（1）OJT（On the Job Training）によるキーパーソンの育成**

　中小企業における大きな悩みの一つに，"若手の中堅社員をキーパーソンとして育てたいのだけれども，どうやって育てたらよいのかわからない"ということがあります．

　キーパーソンの育成手法としてOJTがありますが，このOJTについて誤解されている向きがあります．その誤解とは，"OJTとは，上司や先輩が自分の背中で教えるもの"と考えている方々が多いことです．OJTは日常の業務を通じて人材の育成を図るものですが，決して背中で教えるものだけではありません．OJTとは上司（育てる側）と部下（育てられる側）が，相互に理解しながらスキルアップの目標達成に向かって取り組むもので，目標管理制度による人材育成と同様のものです．

　OJTは若手社員を対象とする場合が多いのですが，OJTで育成する能力には三つの能力があります．三つの能力とは，業務に関する"知識"とそれを遂行するために必要な"技術（技能）"，そしてそれらに意欲的に取り組む"態度（意欲）"です．ですから，単に参考書を読めと言って知識の向上を求めたり，経験の場（機会）だけを与えてスキルアップしろと言っても，また精神訓話的に意欲を求めても，それでは部下は成長しません．"知識""技術""態度"の三つの要件がそろって初めて部下の育成が可能となります．

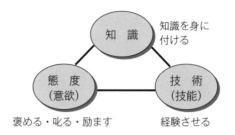

図 6.16　OJT で育成する三つの能力

具体的な手順について，ステップを追ってお話しましょう．

**Step 1　動機付け**

・対象となる部下と面談をし，部下に対する期待を述べ，自己のスキルアップについて意欲を持たせる．

**Step 2　目標と実施スケジュールの設定，合意**

・どのような能力を，どのくらいのレベルまでにスキルアップするのか具体的な目標とその達成までのスケジュールを決定する．
・上司がアドバイスし，部下が具体案を作成し，上司と部下が協議して合意した上で決定する．

> **目標管理……相互の合意で目標を決める**
> ① どのような能力を（**対象とする能力**を特定する）
> ② 何のために（**目的を明確**にする）
> ③ いつまでに（**期限を設定**しておく）
> ④ どのくらいのレベルまで（**到達目標**を決めておく）

図 6.17　OJT による中堅社員の育成

**Step 3　業務を通じての指導と進捗状況の確認**

・日常の業務を通じた自己啓発により知識の向上を図るとともに，経験の場

6.4 モノづくりは人づくり

(機会) を与える．
・スキルがどの程度のレベルになったか進捗状況を確認し，進捗に遅れがあれば，面談してその原因と対応を相談する．

### Step 4　スキルアップとその後のフォロー

・目標とするスキルアップが達成できたら，その努力を褒めてあげるとともに，スキルのレベルが一時的なもので終わらないようにその後の状況を定期的に確認し，必要があればフォローし，歯止めとする．

**OJT 人材育成計画**　　　作成日　○○.○○.○○

| 育成対象者 | 山本太郎 | 部署名，級位 | 包装課・2等級 | 指導者 | 佐藤栄次郎 |
|---|---|---|---|---|---|
| 育成目的 | 入社後3年目に入り，来年度は包装課のリーダーとなれるよう育成したい．そこで，山本社員の弱いとされる充填機の調整や簡単な修理ができるようにスキルアップさせる．併せて，製造の基本として必要とされる品質管理の知識を習得させる． ||||||
| 育成するスキル | 電気に関する基礎知識 | 充填機の具体的な調整方法と修理の方法 || 品質管理の知識 ||
| 指導担当者 | 工務課主任<br>中川次郎 | 包装課係長<br>高木健太郎 || 品質管理課主任<br>島田洋平 ||
| 指導期間<br>4～6月 |  |  || 品質管理テキストを使った勉強会で基礎知識を習得させる ||
| 7～9月 | 通信教育を受講させ，そのテキストを利用してフォローしながら教育する． | 充填機の構造を理解する． || 社外研修の受講（品質管理実務講習会） ||
| 10～12月 |  | 修理に立ち会わせ，実地指導を主体に指導する． ||  ||
| 1～3月 |  | 単独での修理を任せる．充填機メーカー見学． ||  ||
| スキルアップの進捗状況の確認と評価 | 電気回路を読み取ることができるようになった． | 調整については，問題なく単独でできるようになった．簡単な修理は，何とかできるレベルになった． || 品質管理の一般的な基礎知識は習得できた． ||
| 確認・評価月日 | ○○.6.25 | ○○.3.21 || ○○.6.30 ||
| 今後のフォローアップ事項 | シーケンサについての知識を習得させ，電気系統の修理を可能とする． | より実践を重ね，迅速で正確な修理ができるようにする． || HACCPについて，製造工程管理基準書の作成が単独でできるようにしたい． ||

図 6.18　OJT 人材育成計画表の例

## (2) TWI（Training Within Industry）手法による新人のトレーニング

社会環境の変化により，食品工場におけるパートやアルバイト従業員の比率が大きくなっており，今では戦力の柱となっています．しかしながら，正社員の教育はある程度実施していても，パートなどが新しく入社してきたときのトレーニングが十分にできていない企業が数多く見受けられます．前述したように，製品の安全や品質は製造現場で決まります．その製造現場の柱であるパートなどの教育・訓練が十分であるか，不十分であるかは，当然ながら製品の安全や品質に大きく影響し，ひいてはHACCPシステムが製造現場で機能するポイントでもあります．

そこで，新人のパートが決められた作業手順を決められたとおりにできるようにトレーニングする方法として有効なTWI手法によるトレーニングを紹介します．

TWI手法は，決して難しい手法ではなく，ごく当たり前の基本的なことを順序立てて教える手法ですが，次の四つのステップから構成されています．

ここで，新しく入社したパートに製品の袋詰め作業を教える場面を事例として具体的なトレーニングのポイントについてお話します．

### Step 1　その気にさせる（事前の準備）

- 新人ですので，初めての職場に緊張してきたところです．まず，自己紹介などで相手の緊張をほぐします．相手が自分のことを第一印象で"いい人だな"と思ってくれることがポイントです．
- 過去に同様の食品工場に勤務した経験があるかを，聞いてみます．経験の有無によって説明の仕方を変える必要があるからです．
- 袋詰め作業でミスをすると，お客様からのクレームとなるので，ミスができない重要な仕事であることを説明しますが，プレッシャーとならないように注意し，これから教える手順どおり作業を行えば問題なくできることを話して，自信を持たせます．

## 6.4 モノづくりは人づくり

### Step 2　作業をやってみせ，説明する

- 作業の内容を一つずつ説明しながら，実際の作業をゆっくりとやって見せます．"自分はこんなに早くできるんだぞ"などと，自慢げに教えることはタブーです．このとき，作業の重要なポイントが理解できるようしっかり教えます．
- 理解できたか質問を受け，わからないところがあればもう一度説明します．

### Step 3　やらせてみる

- 教えた作業を一つずつ声に出させながら，作業をやらせてみます．声に出させるのは，教えたことをどの程度理解しているかが，よりわかりやすくなるためです．
- 間違っていれば，再度教えます．
- 確認のため，もう一度やらせて理解したかを見極めます．
- この後，実際の作業に入りますが，わからないことが生じたときに誰に聞けばよいかを教え，その人を紹介します(名前だけ言っても覚えられません)．

### Step 4　教えた後，フォローする

- 実際の作業について数時間経ったら，教えたとおりにできているかを確認します．
- 教えたとおりにできていれば，"うまくできていますよ"と褒めてあげましょう．褒められることにより，自信と意欲が出てきます．

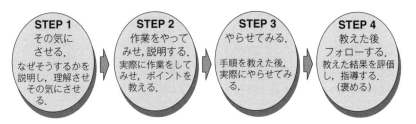

図 6.19　TWI による新人のトレーニング

・もし，間違った作業をしていれば，叱らずもう一度教え直します．新人が間違ってしまう責任の半分以上は，教える側にあること（教え方が悪いこと）を肝に銘じておきましょう．

## 6.5　食品安全の基本である5S活動の取組み

### (1)　なぜ5S活動が重要か？

5S活動は，安全で品質の良い製品を製造するための基本中の基本と言えます．

汚い作業服を着た従業員が，雑然とした加工場で食品を製造するシーンを思い浮かべただけでもおわかりかと思います．"5S活動ができていること"と"HACCPが機能していること"とはリンクしています．5Sとは"職場の本来あるべき姿を維持するために，従業員一人ひとりが決められたルールを守り，かつ絶えず問題点を見つけ出し，全員参加で改善を行っていく活動"とも言い換えることができます．

5S活動を行う上で重要なことは，職場の環境や施設・設備機器，そして備品などの道具類，あるいは作業そのものが，"正常"な状態であるか"異常"な状態であるかを，誰でも判断できるようにすることです．例えば，製造機器のねじが1本脱落していることに対して，これをすぐに発見でき，なおかつこれを"異常"と判断することができ，素早くリーダーや上司，後工程などに報告連絡する体制ができていること．さらにこれらに対応した必要な処置がすぐに行える状態が"5Sができている"状態であると言えます．

これができていない職場では決してコスト意識を持ちつつ高品質な製品を製造することはできず，場合によっては重大な品質事故や労働災害を起こす可能性も生じます．だからこそ経営トップや管理職自らが5Sに関心を持ち，5S活動を推進することによって職場が常に"正常"な状態を維持できるよう取組みを行うことが重要なのです．

また，5Sの中の"習慣付け"は，他の4S（整理，整頓，清掃，清潔）を

維持するための要となるキーワードであり，"習慣付け"ができなければ，他の4Sを継続することができず，意味がありません．5Sは全員参加が原則であり，一人でもルールや基準を遵守できない（しない）人がいれば，それは真に達成したとは言えないのです．"習慣付け"とは全員にルールや基準，なぜそのルールや基準が決められたかを明確に伝え，"決められたことを決められたとおりに守ること"であり，またルールや基準を遵守しない人を指導することであり，さらにはなぜそのルールや基準が守られないのかを全員で考え，より現実的かつ合理的なルールや基準を見つけ出すことでもあるのです．

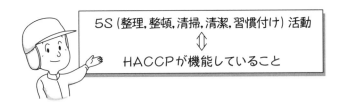

(2) 5S活動の取組み方
(a) 整 理

まず，職場の中で必要なものと不必要なものを洗い出します．また，必要でもあまり使用しないモノに関しては分けて洗い出しておくとよいでしょう．洗い出しが終わったら不必要なモノ，たまにしか使用しないモノを職場からなくします．処分もしくは倉庫に収納したりなど方法は様々ですが，ここは自工場の状況に合う方法で対応するのがよいでしょう．原則としてできる限り職場には日常の生産活動で必要なモノしか置かないよう工夫することが必要です．

(b) 整 頓

整頓で重要なことは"必要なモノが誰でもわかるように片付けられており，その個数や状態が管理されていること"です．使用頻度の多いモノは取り出しやすい（使用しやすい）位置に保管しますが，小物など異物混入の原因となりやすいモノは，ラインから遠去ける，ヒモでつないでおく，小箱や袋に入れて個数管理するなどの工夫が必要です．保管場所にはそこに何が保管されているかを明記し，必要時に必要なモノが誰でも取り出せるようにしておきます．ま

た，保管物名に併せて個数などを明記しておき，チェックシートなどを用いて個数や状態のチェックを定期的に実施します．棚や箱などに収納できない台車やパレットなど大型の備品は，床に白線で保管場所（定位置）を明示し，誰もが使いやすい空間を作ります．

(c) 清　掃

ここではゴミなし，汚れやホコリなしの職場作りを目指します．また，これによって設備機器や備品などが常に最良な状態を維持できるようにします．清掃は1回すれば終わりというものではなく，日々の地道な活動が重要です．そのためには，どの場所や機器をどのような頻度で清掃するかなどを決め，計画的に清掃を行うことが重要です．また，清掃用具などの消耗備品については交換時期を決めるか，又はどのような状態になったら廃棄交換するかをルール化しておき，その備品が常に必要な機能を発揮できるよう維持します．

(d) 清　潔

ここまで実施してきたら，後はその状態をいかに維持するかを考えます．基本的には実施してきた3Sにムリ，ムダ，ムラがないか，ルールを決めたが守られていないことがないかなどについて，絶えず検証を行い，必要に応じて改善します．

(e) 習慣付け

"習慣付け"は，ここでは"清潔"を維持するための具体的な手段となります．例えば，"5Sパトロール"では別の職場の人や上長が，その職場の従業員とは違った視点で職場のチェックを行い，不適箇所や不適事項の改善を促します．"赤札チェック"では，汚れ箇所や不要物などに赤札を貼り付け，計画的な改善を行うようにします．また，写真などを使って不適箇所の撮影，掲示を行い，早期改善を促す方法も一般的ですが，逆に"良い箇所"を撮影，掲示して他の職場の見本とする方法もよいでしょう．ただし"5Sパトロール"や"赤札チェック""写真"はあくまでその職場の従業員の5S意識を向上させるためのものであり，注意や指導がこれらの方法のみで行われることは感心できません．不適箇所や不適事項を発見した場合，その場で注意し，すぐに改善を

行うことが重要です．

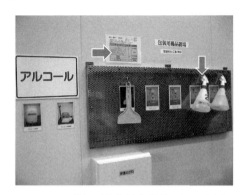

図 6.20　整頓（定位置定数管理）の事例

## 6.6　HACCP と ISO 22000 などとの関係

HACCP についての講演などで，"最近 HACCP とか ISO とかいろいろな言葉が出てきて，何がどのように違うのかよくわからないので，教えてほしい"との質問を受けることが多くあります．確かに，品質保証に関わるシステムやツールがたくさん出てきて，世の中少々混乱している嫌いがあるので，HACCP システムと ISO 22000 のベースとなる ISO 9001（品質マネジメントシステム）との関係についてお話します．

学問的な論議を棚上げにして，一言で言うと"HACCP が食品の安全性を確保するための手法（How to）"であるのに対し，"ISO 9001 は品質保証を円滑に行うための仕組み"と言えます．わかりやすく，たとえ話で説明すると，HACCP は家を建てるときの建て方であり，ISO 9001 はその家の設計と工事管理と言えるでしょう．

食品の安全性確保に特化した ISO として 2005 年に ISO 22000 が規格化されました．ISO 22000 は，食品安全マネジメントシステムと称され，Codex で定めた HACCP の"7 つの原則"をベースに ISO 9001 のマネジメントによってより円滑なシステムの導入，運営を図ろうとするものです．

ここで,"マネジメントシステムとは何か"について,言葉の意味を考えてみましょう.

> ① 仕事をする前に,どのようにしたら良い仕事ができるかを考える.
> ② 仕事がスムーズに進められるための責任や権限を明確にした上で仕事のやり方を決め,それを守ってきちんと取り組む.
> ③ 取り組んだ仕事は,目標に対してどのような結果であったかを評価する.
> ④ 不十分な点があれば,どのようにすればよいかを考えて改善する.

これらのことを言い換えると,マネジメントシステムとは"PDCAサイクルを回す仕組み"ということになります.

PDCAサイクルがスムーズに回ると仕事の成果が出てくるので,マネジメントシステムとは"仕事の成果を出すための仕組み"とも言うことができます.ですから,仕事の成果が出ていないときは,マネジメントシステムがスムーズに回っていないからと考えることができます.

HACCP手法は食品の安全を確保するための優れた手法と言うことができます.しかしながらその優れた手法にも弱点があり,HACCPが手法(ツール)であるため管理システムを運用するために必要とされるPDCAサイクルを回すマネジメントに関する考え方があまり取り入れられていません.

具体的には,経営トップの責任が明確になっていない(経営トップのコミットメント),組織間,部署間の連携の重要性が明確にされていない(内外部とのコミュニケーション)及びPDCAサイクルを円滑に回して機能させるには不十分といったことが挙げられます.

そこで,ISO 22000はHACCP手法をベースにISO 9001のマネジメントシステムの考え方を取り入れて,より機能する管理システムにしたものが図6.22に示すもので,HACCP手法をISO 9001によってマネジメントし,

## 6.6　HACCPとISO 22000などとの関係

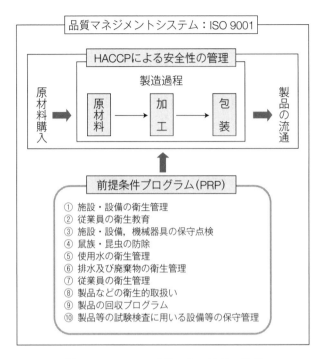

図 6.21　HACCP 手法による管理の体系

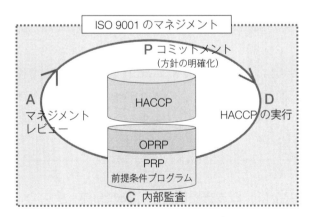

図 6.22　ISO 22000 の概念

PDCA サイクルを円滑に回そうとするものです．

また，ISO 22000 と ISO 9001 とは何が違うかについて簡単に説明すると，ISO 22000 が食品の安全性確保に特化した規格であるのに対して，ISO 9001 は品質の差別化によって顧客満足度を向上させるための品質マネジメントシステムです．そのため，ISO 9001 によるマネジメントシステムが ISO 22000 のベースになっていると言うことができます．

近年，食品安全に関わる新たな国際規格として欧州の食品安全認証財団が策定した FSSC 22000 の認証取得の動きが加速しています．FSSC 22000 は ISO 22000 が前提条件プログラムに対する要求がやや弱いという考え方から ISO 22000 と PAS 220（食品製造における食品安全のための前提条件プログラム）を組み合わせたものに，一部 FSSC 独自の PRP（製品のリコール手順，フードディフェンスなど）を加えた規格となっています．なお，PAS 220 は ISO 22000 に関わる前提条件プログラムの具体的な要求事項を規定した技術仕様書である ISO 22002 とほぼ同様の内容となります（現在，ISO 22000 の改定を検討しており，この弱点は一部改善される見込みです）．

2000 年 5 月に世界にまたがりグローバルに事業を展開する小売業が集まり，食品安全の工場と消費者の信頼性の確保の強化を目的とした TCGF（The Consumer Goods Forum，世界 70 ヶ国）を設立しました．この下部機関として GFSI（Global Food Safety Initiatives）が同時に設立され，乱立する食品安全認証システムを整理するために，GFSI が認証システム承認の制度を構築し，食品安全性の向上，消費者の信頼及び監査コストの最適化を目的に活動を開始しました．FSSC 22000 については，GFSI の承認を得られたシステムとなっていますが，ISO 22000 については現在のところ承認を得られていません．

## 6.7 食の安全に関わる認証制度と行政の動向

わが国における食の安全に関わる認証制度としては，厚生労働省が国として

6.7 食の安全に関わる認証制度と行政の動向

実施する制度や地方公共団体が独自で行う制度，さらには民間の団体や企業が行うものなどいろいろな制度があります．

このような状況の中で，食品流通のグローバル化が加速したことに伴い，グローバルスタンダードとしての HACCP の導入が求められており，各国では HACCP による管理の義務化が進んでいます．そこで，厚生労働省や農林水産省などの行政府においては，わが国における HACCP の義務化や日本独自の食品安全マネジメントシステムの構築を目指した取組みを新たに開始しました．

ここでは，これらの行政府における最近の動向について，その概要をお話します．

### (1) 厚生労働省による HACCP の義務化

厚生労働省は，国際的な HACCP 義務化に対応するため，"食品衛生管理の国際化に関する検討会"で検討を進めてきましたが，最終的な取りまとめが発表されたので，これに沿ってお話します．

| | 導入状況 |
|---|---|
| 1. 総合衛生管理製造過程承認制度（通称：マル総）<br>HACCP の概念を取り入れた厚生労働大臣による承認制度（食品衛生法第13条第1項）．"乳"，"乳製品"，"食肉製品"，"魚肉練り製品"，"容器包装詰加圧加熱殺菌食品"，"清涼飲料水"の6品目が対象． | 承認施設<br>530 施設<br>（平成25年1月現在） |
| 2. 都道府県等における取組み（通称：自治体 HACCP）<br>都道府県，政令指定都市等が，食品関連事業者を対象に，HACCP の考え方を参考にして構築した独自の衛生管理認証制度． | 自治体独自に<br>44 制度<br>（平成25年2月現在<br>農林水産省調べ） |
| 3. 業界団体等における取組み<br>業界団体が，HACCP の概念を取り入れた業界独自の衛生管理基準を定め，認証を実施．業界内の衛生管理水準の向上を図っている． | 業界団体に<br>より多様<br>（平成26年5月現在<br>8団体） |
| 4. 大手小売業者等における取組み<br>大手小売業者等が，HACCP の概念を取り入れた衛生管理基準を定め，取引先となる食品製造事業者に当該基準による管理を要求．取引条件として用いられる場合がある．（大手コンビニチェーン等） | 企業により<br>多様 |

図 6.23　わが国における HACCP の承認制度（農林水産省資料より）

HACCP に関連する国の制度として"総合衛生管理製造過程承認制度"があり，乳製品や食肉製品などの6品目が対象となっていますが，承認のハードルが高いことなどからあまり普及していませんでした．このような状況から厚生労働省は，この制度を廃止し，新たに HACCP の義務化に向けた施策の実施に向けて準備を進めてきました．

国際標準化に向けた新たな制度は，フードチェーン（生産〜販売までの過程）を構成するすべての食品事業者を対象とし，HACCP による衛生管理の実施を義務化するものです．

事業規模や業種によって運用基準を定め，"総合衛生管理製造過程"のような画一的な基準での運用を避け，食品事業者全体が対応できるように考慮されています．具体的な運用基準については，検討会の最終案として表6.1のように示されています．

この最終案によると，食品事業者をその事業規模と業種（各々の業界における管理レベルを考慮）によって運用基準の適用を"基準A"と"基準B"と

**表6.1 HACCP の運用基準の考え方**
（食品衛生管理の国際標準化に関する検討　最終とりまとめより）

| 項　目 | 基準 A（大規模事業者） | 基準 B（小規模事業者） |
| --- | --- | --- |
| HACCP の7原則 | ・Codex のガイドラインに示された HACCP 7原則を要件とする衛生管理を実施． | ・一般衛生管理（PRP）を基本として，必要に応じて業界の手引書を参考に CCP を設定して管理する． |
| 危害要因分析 | ・1次生産から製造，加工，流通，消費に至るまでの各過程，又は製造の各過程で食品衛生上問題となる微生物，化学物質又は異物などの危害要因を挙げる．<br>・これらのうち，食品衛生上の危害の発生頻度や程度を考慮して除去又は許容レベルまで減少させる必要があるものについて，これらの発生を防止又は排除，もしくは許容できる範囲まで低減するための措置の一覧を作成すること． | ・微生物，化学物質又は異物の特定は，管理措置の設定に必要なレベルとする． |
| 重要管理点の決定 | ・管理措置のうち，重要管理点を特定．ただし危害要因が一般的な衛生管理によって管理できると判断された場合は，重要管理点の設定は不要． | ・一般衛生管理，管理措置などのガイダンスを使用することができる．シンプルな工程の業種については，あらかじめ推奨された CCP を用いることができる． |

## 6.7 食の安全に関わる認証制度と行政の動向

**表 6.1** （続き）

| 項　目 | 基準 A（大規模事業者） | 基準 B（小規模事業者） |
|---|---|---|
| 管理基準の設定 | ・重要管理点ごとに，食品衛生上問題となる微生物，化学物質又は異物を許容できる範囲まで低減又は排除するための基準（温度，時間，水分含量，水素イオン濃度，水分活性，有効塩素濃度，目視による観察また色調など）を定めること．<br>・法的な規則（食品衛生法に基づく規格基準など）や既存の HACCP ガイダンスで推奨されたものを管理基準として用いる場合，妥当性の確認は不要． | 同　左 |
| モニタリング方法の設定 | ・重要管理点において，あらかじめ計画された計画的な継続的な管理指標の観察や測定により管理の状況を把握する方法を定めること．<br>・モニタリングは，断続的な観察・計測も含まれるが，その頻度が信頼できる情報を得るに十分なものであることを検証しておくこと． | ・管理基準と通常の調理法で達する最終温度との間に大きな差があるときや食品の色・質感の変化と管理基準の相関があるときは目視により確認とすることができる． |
| 改善措置の設定 | ・モニタリングにより重要管理点に係る管理措置が適切に講じられていないと認められたときに講ずるべき改善措置の方法を定めること． | 同　左 |
| 検証方法の設定 | ・HACCP 計画が適切に実施されていることを確認するための手順，手続き又は試験その他の評価の方法を定めること． | 同　左 |
| 記録と保管の設定 | ・モニタリング，改善措置及び検証に関する事項について，その記録の方法並びに当該記録の保存の方法及び期間を定めること．<br>・書類／記録の保管は，健康危害発生時のトレースバックに必要十分な期間でよい．（例：賞味期限の 2 か月前まで）<br>・既存の HACCP ガイダンスの内容を，書類の一部として活用して差し支えない． | ・日誌とすることができる． |

に区分することにより，食品事業者の実情に合った運営可能な基準としています．"基準 A" は大規模事業者を対象とし，HACCP の 7 原則に沿った管理を求めています．一方，"基準 B" は小規模事業者を対象とし，一般衛生管理（前提条件プログラム：PRP）による管理を主体として，基準の運用が無理なく実施可能な内容としています．

このように管理基準を区分して考えた背景には，"総合衛生管理製造過程"の画一的な運用基準のために制度が普及しなかった反省点も生かされているものと考えられます．

> ① 食品のフードチェーン（生産，製造・加工，調理，販売のすべてに過程）に関わる食品事業者を対象とする．
> ② Codex の HACCP 基準によることを原則とし，業種や事業者の規模によって分ける．
> 　　基準 A：HACCP の 7 つの原則を要件とする．
> 　　基準 B：前提条件プログラム（PRP）で弾力的に運用する．
> ③ 一般的衛生管理（前提条件プログラム：PRP）及び HACCP の考え方に基づく衛生管理のための計画を策定する．
> ④ 基準 B の事業者に対しては，都道府県市の食品衛生監視員が指導及び実施状況を検証する．

図 6.24　HACCP 義務化における制度の概要

### (2) 日本独自の食品安全マネジメントシステム認証制度

農林水産省では，食品製造・流通のグローバル化に伴い，各国における HACCP の義務化が進んでいる状況に対応するため，また，わが国の食品産業の国際競争力を強化することを目的として，"食品産業における国際標準戦略"の検討を進めてきました．その結果，わが国には国際取引上で使われている HACCP を含む認証制度がないこと，及び食品事業者における HACCP の導入率を上げる施策として日本独自の "食品安全マネジメントシステム"の認証制度の構築に取り組みました．

具体的な取組みとして，民間団体である（一財）食品安全マネジメント協会が 2016 年に設立され，日本独自の食品安全マネジメントシステムの規格の設定と認証が開始されました．

この食品安全マネジメントシステムの規格は，国際的に通用すること，中小事業者での取組みが容易であることなどをコンセプトとして段階的な規格とな

## 6.7 食の安全に関わる認証制度と行政の動向

っています．規格の概要を図 6.25 に示しますが，次のとおりとなっています．

> A： HACCP 導入の前段階として，一般的衛生管理（前提条件プログラム PRP）の実施を主体として取り組む．
> B： HACCP の 7 原則，12 の手順に基づき取り組む．
> C： HACCP，食品安全マネジメントシステムなどの国際的に求められている管理項目を含む基準で取り組む．

食品事業者は自社の力量にあった規格の認証に取り組むことが可能であり，ISO 22000 や FSSC 22000 等の国際規格に取り組むにはハードルが高いと判断される事業者における HACCP 導入を進めることにつながるものと考えられます．

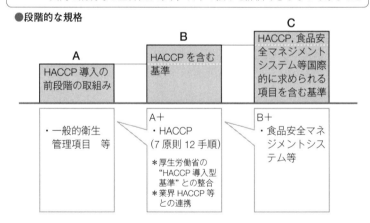

**図 6.25** 食品安全マネジメント規格の構造
（農林水産省資料より）

# 第 7 章　HACCP に関連する食の安全確保の取組み

## 7.1　食品のトレーサビリティシステムと商品回収

### (1)　トレーサビリティシステムの構築

食品事故による商品回収が多発したことから"トレーサビリティシステム"の構築が重要な課題となりました．"トレーサビリティシステム"の定義は，広義の意味では"生産，処理，加工，流通，販売のフードチェーンの各段階で，製品とその情報を追跡し，遡及できる仕組み"となりますが，狭義の意味では"製品の製造過程における食品と情報について，遡及できる仕組み"として"トレースバック"という言葉も使われており，食品メーカーでは一般的にこのトレースバックシステムの構築が主体となっています．

なお，留意すべきことは，トレーサビリティシステムは，食品事故発生時の対応のツールであり，安全な製品を作り込むためのツールは，あくまで HACCP による管理となることです．

トレーサビリティシステムの目的は，次のとおりです．

> ①　食品事故が発生した場合における商品の回収や原因の究明の迅速化と正確さを高める．
> ②　食品の安全性や品質・表示に対する消費者の信頼性を確保する．

わが国における法律に基づくトレーサビリティシステムには，次のような制度があります．

・**牛トレーサビリティ法**　牛肉の BSE 対策として制度化されたもので，牛個体識別台帳を作成し，牛ごとに個体識別番号，出生又は輸入年月日，移

動履歴などを記録するとともに，その情報を原則としてインターネットや店頭にて情報公開します．
・**米トレーサビリティ法** コメの産地偽装を防止するために，コメの産地情報を取引先や消費者に伝達することを義務化した法律です．
・**生産情報公開 JAS** 日本農林規格（JAS）によって牛肉，豚肉，農産物，養殖魚などで生産履歴をトレースできる製品を認定し，JAS マークの表示により消費者に情報を伝達する法律です．

(2) トレーサビリティシステムの仕組み

トレーサビリティシステムでは，モノ（製品）と情報の流れを把握する基本的な仕組みとして二つの方法があります．これらは，電子データによる伝達が主体となっていますが，システム構築に一定の経費を要するので，トレーサビリティの目的を達することができれば，紙ベースで伝達を行う安価な方式でも構いません．

(a) モノと情報が別々に流れる方法

図 7.1 に示す方法で，原料から販売に至るまでの過程においてそれぞれの段階における情報について識別コードを用いることにより情報のデータベースとして一元管理する方法です．この方法は，大手のチェーンストアなどでは可能ですが，食品メーカー単独で行うにはシステムの構築が難しいと言えます．

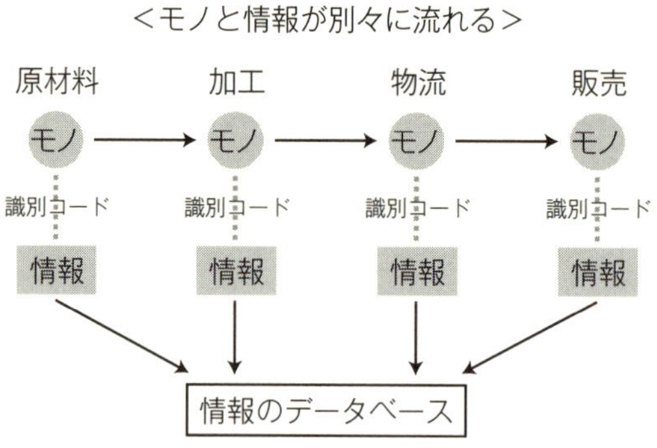

＜モノと情報が別々に流れる＞

原材料 → 加工 → 物流 → 販売
モノ　　モノ　　モノ　　モノ
識別コード　識別コード　識別コード　識別コード
情報　　情報　　情報　　情報
　　　　→ 情報のデータベース ←

図 7.1

(b) モノと情報が同時に流れる方法

図 7.2 に示す方法で，原材料から加工段階へ，加工段階から流通段階へ，流通段階から販売段階へとフードチェーンの各段階から次の段階へ情報をモノ（製品）の流れと同時に伝達していきます．食品メーカーでは，社内での製造過程を管理範囲内として，この方法で行うケースが多いと言えます．

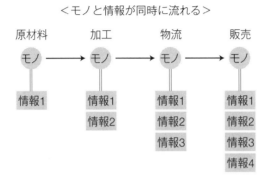

図 7.2

実際のトレーサビリティシステムを鶏肉の事例で紹介しましょう．

鶏肉では，各段階における次の情報をデータベースに入力し，ホームページや店頭のモニターなどにより情報を公開しています．

・生産者（養鶏場）……鶏の養鶏時における情報［鶏種，餌の種類，動物用医薬品（抗生物質）の使用状況など］について，情報をデータベースに入力します．

・処理場……成鳥を鶏肉に処理する過程での情報（鶏種，搬入日，処理日，処理時の温度管理，次亜塩素酸 Na の濃度など）をデータベースに入力します．

・加工場……鶏肉をスライスし包装する加工工程での情報（鶏種，加工日，加工時の温度管理，加工後の微生物検査結果など）をデータベースに入力します．

・配送センター……鶏種，輸配送日，保管及び出荷時の温度管理記録などを

データベースに入力します．

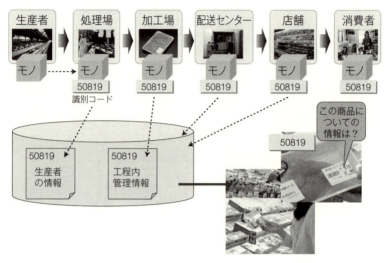

図 7.3　鶏肉のトレーサビリティシステム（事例）

### (3) 商品回収

万一，食品事故を起こしてしまい商品回収をせざるを得ない状況になったときに，どのように判断し行動するかが消費者と企業との信頼関係を維持し，組織の存続を可能とするための重要なポイントとなります．

商品回収に当たっての基本的な考え方として，次の事項に留意することが必要となります．

① 食品事故は人の健康危害に及ぶ恐れが大きいため，事故発生時には直ちに商品回収の是非や回収範囲の判断・決定を行わなければなりません．また，できるだけ速やかに対応し，消費者が受ける被害を最小限にとどめなければなりません．

② 商品回収の判断は食品衛生法などの法令違反の場合を除き，企業の経営者が自己責任において，決定しなければなりません．また，その判断の視点はあくまで消費者サイドに立った視点でなければなりません．

③ 商品回収の具体的判断の考え方を図 7.4 に示しますが，事故発生の時点

で得られた事実に基づき"健康危害への影響の大きさ"と"事故拡大の可能性の大きさ"の視点から判断されることになります．

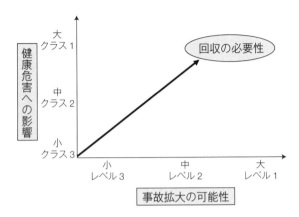

図 7.4 "健康危害"と"事故拡大の可能性"の関係

## 7.2 フードディフェンス

中国産の冷凍ギョーザや冷凍野菜への農薬混入事件が続発し，消費者の"食の安全"に関わる信頼が失墜してきた折に，国内においても大手食品メーカーでの農薬混入事件が発生してしまいました．このことは，食品事業者にとって食の安全の確保のためには従来から取り組んできた食品衛生に関わる食中毒事故などへの対策だけでなく，刑事事件に対する対策にも取組みが必要とされる大きなターニングポイントとなりました．

フードディフェンスに関わる対策を検討するときに，まず考慮しなければならないことは，"事故"と"事件"とは異なるということです．また，事件の発生原因において，"社内起因"と"社外起因"の事件とは，その防御対策が大きく異なるということも認識する必要があります．

（1）事件が発生する原因
（a）社内に起因する事件
社内に起因する事件の多くは，会社に対する不平不満が"悪意の行為"の背

景にあるので，事件の発生を防御するためには，ハード面（施設・設備面）での監視や行動の制限の取組みだけでは不十分となります．なぜなら，"悪意の行動"は，事故と違って監視の目をすり抜ける形で周到に行われるからです．

どのようにして不平不満の出ない働きやすい環境（労務管理，昇格・移動などの人事，職場環境など）の職場づくりを行うかが大変重要となります．そのためには，上司と部下及び各職場間の内部コミュニケーションを強化し，常に事件が発生する兆候を把握しておくことが必要です．職場における問題発生の可能性をしっかりつかむことができれば，事件の発生を防止するための対策が実施され，事件の発生を未然に防止することができます．裏を返せば，内部コミュケーションができていないから職場の不平不満が募り，事件の発生につながると言うことができます．

(b) 社外に起因する事件

社外に起因する事件の背景にあるのは，"悪意の行為"を行う者が持っている企業の経営方針や事業活動に対する批判，そして批判が募った憎しみの感情です．

これらの事件を防御するためには，企業がいかに社会的責任（CSR）を果たし，社会からの信頼を得るかということになります．具体的には，コンプライアンスの遵守，食の安全性の確保，事業活動に伴う環境保全などの活動が重要となります．また，製品に対するお客様の苦情対応がこじれてしまい，苦情の内容そのものよりも苦情への対応の悪さに対する憎悪感が出てしまうことについても，留意が必要です．

なかなか防御するのが難しい課題に，企業に対する憎しみなどとは関係なく事件を起こす"愉快犯"や精神異常者による事件があります．食品においても，小売店での店頭で製品に縫い針を入れるなどの事件が起きていますが，これらの防御策としては，店頭での不審な行動をしている者の有無を監視カメラで監視することが挙げられますが，完全に防御することはなかなか困難であると言わざるを得ません．

## 7.2 フードディフェンス

**（2）事件を防御するための対策**

**（a）ハード面での取組み**

① 従業員の入退場管理……図 7.5 及び図 7.6 のように IC チップによる認証システムでの管理や監視カメラでの監視があります．

② 原材料・製品倉庫などの出入り口管理……倉庫の扉を施錠するとともに監視カメラの設置による監視を行います．併せて専任者による入場者の記録を行います．

③ 作業場内の人の動きの管理……監視カメラによる監視と管理者の巡回を行います．

④ 作業場間の移動の制限……作業場の区画，レイアウト改善により従業員の不要な移動を制限します．

⑤ 死角になるエリアの監視……通常人がいないエリアの監視は，監視カメラや赤外線センサーの設置により監視します．

⑥ 外部からの侵入禁止……外部と通じる扉の施錠の徹底と監視カメラの設置，防御策の設置を行います．

⑦ 輸送コンテナの管理……輸送中の事件を防止するため，輸送コンテナを密封した証拠写真データの保存と施錠の密栓を行います．

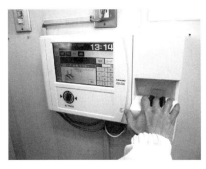 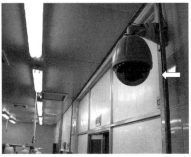

図 7.5　静脈認証による入退場管理　　図 7.6　監視カメラによる監視

(b) ソフト面での管理

① リスクの把握……フードディフェンスに対する認識を改め，想定されるリスクを把握します．
② 内部コミュニケーションの強化……内部コミュニケーションを良くして，不平や不満を聞き届ける風通りの良い組織運営を行います．
③ 予兆をつかむ危機感……常に問題発生の予兆をつかむ危機感（いつ何時に何が起こるかわからない）を持ちます．
④ お客様の苦情対応……お客様の苦情に対する適切な対応を心掛けます．
⑤ 労務管理の考え方……管理部署（本社）と現場（工場）との労務管理に関する考え方の齟齬をなくします．
⑥ 人事と賃金体制……公平性，透明性のある人事の実施や賃金体系にします．
⑦ 服装の管理……有害物の持ち込みをさせないために作業服などを見直します．
⑧ 来場者の管理……見学者などの入退場管理の徹底と作業場内の案内エリアの設定をします．
⑨ 薬剤や工具類の管理……薬剤や工具類は，専用保管庫に保管し，専任者が在庫管理します．

# 索　引

## い

異・夾雑物の除去と混入の防止　73
一般的衛生管理　9
　　──項目　90
異物のチェックと除去　80

## え

衛生管理作業標準（SSOP）　9

## お

OJTによるキーパーソンの育成　117
オペレーションPRP（OPRP）　7

## か

化学的危害　24, 31
加工工程での異物混入　78
加工工程の管理　75
加熱殺菌工程の管理　77
加熱調理の管理　76
管理機器の管理　111
管理基準（CL）　8
　　──許容限界　19
　　──と製造管理の製造基準（OL）の関係　44
　　──となるための要件　39
　　──の設定方法　40

## き

危害の要因　7
危害要因の分析　7
許容限界　8
記録とその保管管理　54
記録の維持管理　20

## け

原材料業者の管理指導　69
原材料処理工程の管理　71
原材料の管理　64
原材料の購入，受入れ管理　64
原材料リスト　26
検証　8, 52
　　──方法　20

## こ

5S活動の取組み　122
Codex　12
衣付け工程の管理　77

## さ

作業手順書の作成　112

## し

CCP整理表　7, 55
施設・設備の整備　101
　　──と管理　105
施設のゾーニング　102
修正処置　8, 20, 50
重要管理点（CCP）　7, 19, 32, 35, 37
出荷　83
商品回収　138
食の安全に関わる認証制度　128
食品のトレーサビリティシステム　135

## せ

製造基準（OL）　8
製造現場での薬剤の管理　79
製造工程管理基準書　8

製造工程フロー図　27
製品の表示　81
製品の保管管理　82
製品の保管と出荷　82
生物学的危害　24, 30
設備のレイアウト　102
前提条件プログラム（PRP）　9, 99

## そ
総合衛生管理製造過程　9
　——承認制度　130

## て
TWI 手法による新人のトレーニング　120
適正製造基準（GMP）　9

## な
内部監査チーム　93
7 つの原則　18

## に
日本独自の食品安全マネジメントシステム認証制度　132

## は
ハザード　7
　——とリスクの関係　63
　——のリスト　29
　——分析（HA）　7, 18, 23
HACCP　17
　——推進チームの編成　88
　——総括表　8, 58
　——チームの編成と役割　85
　——と ISO 22000 などとの関係　125
　——の義務化　129
　——プラン　7, 55
　——プランの検証　93
　——プランの見直し　53

## ふ
フードディフェンス　139
物理的危害　24, 31

## ほ
包装工程での有害微生物の汚染　80
包装工程の管理　80
包装不良による危害　80

## も
モニタリング　8, 19
　——実施のポイント　45

**新宮　和裕**（しんぐう　かずひろ）

技術士（農芸化学），ISO 22000 TC 34 専門員会委員
合同会社チームみらい技術士事務所代表
日本食糧新聞社技術顧問，（株）カザミ事業本部長

(株)ニチレイ生産部部長，(一財)食品産業センター技術開発部次長，
(一財)日本冷凍食品検査協会執行役員事業本部副本部長を経て，
2014 年（合)チームみらい技術士事務所を共同設立し代表に就任．
同年日本食糧新聞社技術顧問，(株)カザミ事業本部長に就任．

＜主な著書＞
HACCP 実践のポイント　改訂版（日本規格協会）
やさしい食品トレーサビリティ入門（日本規格協会）
有機食品の認証の手引き（日本経済新聞社）
衛生・品質管理実践マニュアル（食品産業センター）
食品の安全性・品質確保マニュアル（日本農林規格協会）
食品異物除去ハンドブック（サイエンスフォーラム）
食品の適正表示マニュアル（サイエンスフォーラム）
有害微生物管理技術（フジテクノシステム）　他

新版　やさしい HACCP 入門

定価：本体 1,500 円（税別）

| | | |
|---|---|---|
| 2004 年 8 月 31 日 | 第 1 版第 1 刷発行 | |
| 2017 年 5 月 31 日 | 新　版第 1 刷発行 | |
| 2019 年 4 月 5 日 | 第 3 刷発行 | |

著　者　新宮　和裕

発行者　揖斐　敏夫

発行所　一般財団法人　日本規格協会

〒 108-0073　東京都港区三田 3 丁目 13-12　三田 MT ビル
https://www.jsa.or.jp/
振替　00160-2-195146

製　　作　日本規格協会ソリューションズ株式会社
印 刷 所　株式会社平文社
製作協力　有限会社カイ編集舎

© Kazuhiro Shingu, 2017　　　　　　　　　　　Printed in Japan
ISBN978-4-542-92031-6

当会発行図書，海外規格のお求めは，下記をご利用ください．
JSA Webdesk（オンライン注文）：https://webdesk.jsa.or.jp/
通信販売＝電話 (03)4231-8550　FAX (03)4231-8665
書店販売＝電話 (03)4231-8553　FAX (03)4231-8667

# 図書のご案内

## [2018年改訂対応]
## やさしい ISO 22000 食品安全マネジメントシステム構築入門

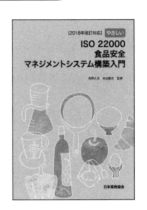

角野久史・米虫節夫　監修
A5判・206ページ　　定価：本体 2,000円（税別）

【主要目次】
第1章　Q&Aで読み解くISO 22000入門
第2章　食品安全のなりたち
　　　　―HACCPの誕生とその問題点
2.1　食品安全のなりたち
2.2　HACCPの誕生とその問題点
第3章　ISO 22000とISO 9001の類似点と相違点
3.1　ISO 22000:2018と要求事項
3.2　ISO 9001:2015と要求事項の概要
3.3　ISO 22000とISO 9001の類似点
3.4　ISO 22000とISO 9001の相違点
3.5　ISO 22000の導入に取り組むにあたって
第4章　PRP（前提条件プログラム）のポイント
4.1　PRP（前提条件プログラム）
4.2　ISO 22000とPRP
4.3　ISO 22000からFSSC 22000
4.4　PRPと食品衛生7S
第5章　ISO 22000
　　　　―構築方法とマニュアルの事例
5.1　経営環境・状況の把握
5.2　HACCPシステムの構築
5.3　異常時の対応
5.4　マネジメント機能
5.5　運用するための支援機能
5.6　FSMSを運用して結果を出すために―二つのコツ
5.7　食品安全マニュアルの作成
第6章　ISO 22000の今後
　　　　―FSSC 22000とJFSM
6.1　ISO 22000の今後
6.2　FSSC 22000とは
6.3　JFSMとは
6.4　今後の取組み

日本規格協会　　https://webdesk.jsa.or.jp/

# 図書のご案内

## やさしい 食品衛生 7S 入門
### 新装版

米虫節夫　監修
角野久史　編

A5 判・120 ページ　定価：本体 1,200 円（税別）

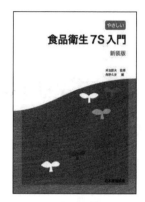

【主要目次】
**第 1 章　工業 5S から食品衛生 7S へ**
1.1　工業 5S とは
1.2　食品衛生 7S
1.3　食品衛生 7S は安全な製品を製造する土台

**第 2 章　食品衛生 7S の定義と目的**
2.1　整理とは
2.2　整頓とは
2.3　清掃・清浄とは
2.4　殺菌とは
2.5　躾とは
2.6　清潔とは

**第 3 章　食品衛生 7S の導入方法**
3.1　トップの導入宣言
3.2　トップの関与
3.3　食品衛生 7S 委員会の立ち上げ
3.4　食品衛生 7S 委員会の要（かなめ）となる事務局
3.5　食品衛生 7S 活動"計画"（Plan）
3.6　食品衛生 7S 活動"実施"（Do）
3.7　食品衛生 7S 活動"評価"（Check）
3.8　食品衛生 7S 活動"改善"（Act）

**第 4 章　食品衛生 7S 導入の成果**
4.1　食品衛生 7S による成果
4.2　食品衛生 7S は製造環境を整備する
4.3　顧客満足は従業員満足からはじまる
4.4　会社全体への相乗効果

**第 5 章　食品衛生 7S から HACCP・ISO 22000 へ**
5.1　HACCP とは
5.2　ISO 22000 とは
5.3　食品衛生 7S は HACCP・ISO 22000 の土台

**第 6 章　さらなる発展　PAS 220 から FSSC 22000**
6.1　PAS 220 とは
6.2　FSSC 22000 とは
6.3　GFSI とは
6.4　FSSC 22000 の今後

**第 7 章　食品衛生 7S　Q&A**

**第 8 章　食品衛生 7S 構築事例**
8.1　整理・整頓
8.2　清掃・洗浄・殺菌
8.3　ドライ化とは
8.4　異物（毛髪）混入防止対策
8.5　異物（昆虫）混入防止対策
8.6　躾
8.7　最後に

日本規格協会　https://webdesk.jsa.or.jp/

## 図書のご案内

**[2015年改訂対応]**
**やさしい**
**ISO 9001（JIS Q 9001）**
**品質マネジメント**
**システム入門**
**[改訂版]**

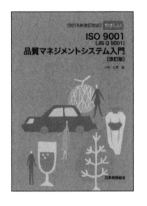

小林久貴　著
A5判・180ページ　定価：本体 1,600円（税別）

【主要目次】
第1章　ISO 9001を学ぶ前に
1.1　製品やサービスを安心して買いたい！
1.2　安心できる仕組みがあれば信頼できる！
1.3　仕組みを見えるようにする！
1.4　品質マネジメントシステムとは？
第2章　ISO 9001って何？
2.1　ISO 9001の誕生
2.2　ISO 9000ファミリー規格の全体構成
2.3　ISO 9001の変遷
2.4　品質マネジメントの原則
第3章　ISO 9001を理解するためのQ＆A
第4章　ISO 9001が意図することは？
4.1　ISO 9001の構造
4.2　ISO 9001の意図
　4　組織の状況／5　リーダーシップ／6　計画／7　支援／8　運用／9　パフォーマンス評価／10　改善

第5章　内部監査と認証制度
5.1　内部監査とはどのようなことなのか
5.2　効果的な内部監査のために
5.3　認証制度とはどのようなものなのか
5.4　認証制度のメリットと活用
5.5　認証までの流れ
5.6　審査のポイント
5.7　ISO 9001 認証・維持のポイント
第6章　品質マネジメントシステム構築と改善のポイント
6.1　ISO 9001の活用
6.2　品質マネジメントシステムをどのように構築するのか
6.3　品質マネジメントシステムの継続的改善のために必要なこと
第7章　ISO 9001の活用に成功した組織
7.1　TK社（オフィス家具製造業）の事例
7.2　TE社（文具製造業）の事例
7.3　TT社（漬物製造業）の事例
7.4　T社（化粧品製造業）の事例
7.5　I社（石油製品販売業）の事例

日本規格協会　https://webdesk.jsa.or.jp/

# 図書のご案内

## [2015年改訂対応]
## やさしい ISO 14001（JIS Q 14001）環境マネジメントシステム入門

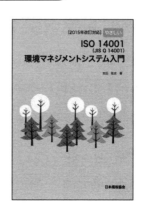

吉田 敬史 著

A5判・134ページ　定価：本体 1,500 円（税別）

【主要目次】
- 第1章　ISO 14001を知るための20のQ&A
- 第2章　ISO 14001って何だろう
  - 2.1　ISO 14001の誕生
  - 2.2　ISO 14001改訂の経緯
  - 2.3　ISO 14001の規格構成
  - 2.4　ISO 14000ファミリーの概要及び動向
  - 2.5　わが国の対応
- 第3章　ISO 14001ってどんな規格だろう
  - 3.1　ISO 14001を理解するための予備知識
  - 3.2　ISO 14001・2015年改訂のポイント
  - 3.3　ISO 14001:2015要求事項の内容
  - 3.4　審査登録制度
- 第4章　企業や団体はどう対応したらよいのか
  - 4.1　環境マネジメントシステムを導入する前に
  - 4.2　適切な導入のために
- 参考1　地球環境を守る
- 参考2　ISO 14000ファミリー規格一覧
- 参考3　各国の審査登録件数
- 参考4　主なISO 14001認証機関一覧
- 参考5　国内のISO 14001審査登録機関
- 参考6　ISO 9000ファミリーの参考となるウェブサイト一覧

日本規格協会　https://webdesk.jsa.or.jp/

## 図書のご案内

[2013年改正対応]
# やさしい ISO /IEC 27001
(JIS Q 27001)
# 情報セキュリティマネジメント

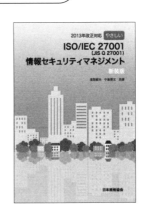

高取敏夫・中島博文　著
A5判・144ページ　定価：本体 1,500円（税別）

【主要目次】
第1章　ISO/IEC 27001 を知るための 20 の Q&A
第2章　ISO/IEC 27001 って何だろう
2.1　ISO/IEC 27001 の誕生
2.2　ISO/IEC 27001 の制定の経緯
2.3　ISO/IEC 27001 の構成
2.4　ISO/IEC 27001 要求事項の概要
2.5　情報セキュリティに関する規格の国際的な動き
第3章　ISO/IEC 27001 と認証制度のかかわり
3.1　ISMS 適合性評価制度とは何か
3.2　審査登録制度の概要
3.3　ISMS 制度と ISO/IEC 27001
第4章　ISO/IEC 27001 (JIS Q 27001) ってどんな規格だろう
4.1　ISO/IEC 27001 を理解するための予備知識
4.2　ISO/IEC 27001:2013 (JIS Q 27001:2014) の構成
4.3　組織の状況
4.4　ISMS の計画
4.5　運用
4.6　パフォーマンス評価
4.7　改善
4.8　リーダーシップ
4.9　支援
4.10　附属書A（規定）管理目的及び管理策
第5章　企業や団体はどう対応したらよいのか
5.1　ISO/IEC 27001 を導入する前に
5.2　適切な導入のために
5.3　審査は変わる
付録　JIS Q 27001 要求事項の新旧対応表

日本規格協会　https://webdesk.jsa.or.jp/